암 생존율 높이는

통합
암치료
제대로 활용법

의학박사 **김진목** 지음(파인힐병원장)

건강다이제스트 社

'삶은 개구리 증후군'에서 벗어나야 살 길이 열립니다!

프랑스에 가면 삶은 개구리 요리가 있습니다. 식탁 위에 버너와 냄비를 가져다 놓고 손님이 직접 보는 앞에서 개구리를 산 채로 냄비에 넣고 조리하는 것입니다.

처음부터 물이 너무 뜨거우면 개구리가 펄쩍 튀어나오기 때문에 처음에는 개구리가 가장 좋아하는 온도의 물을 부어 둡니다. 그러면 개구리는 기분이 좋아 가만히 엎드려 있는데, 시간이 지나면서 서서히 버너의 불이 냄비의 물을 데우기 시작합니다. 아주 느린 속도로 가열되기 때문에 개구리는 자기가 삶아지고 있다는 것도 모른 채 기분 좋게 잠을 자면서 죽어가게 된다고 합니다.

변화가 너무 느리기 때문에 개구리는 자기에게 위기가 닥쳐오고 있다는 것을 전혀 눈치채지 못하고 서서히 죽어가는 것입니다. 이것을 **삶은 개구리 증후군**(The boiled frog syndrome)이라고 합니다.

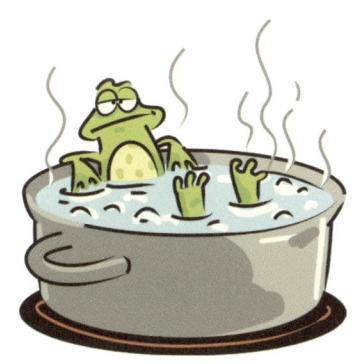

암에 걸렸다면 누구나 수술, 항암치료, 방사선치료를 받습니다. 그리고 모든 과정이 끝나면 암 치료가 끝났다고 생각합니다. 그리고 최종 검사에서 암이 발견되지 않았다는 의사의 설명을 들으면 '암이 드디어 완치되었다.'고 생각하고 샴페인을 터뜨리는데, 이 일련의 과정들이 삶은 개구리 증후군과 별반 다를 바 없습니다.

암이란 몸 밖에서 암세포가 침범한 것이 아니라 내 몸속의 정상세포가 어떤 원인에 의해 암이라는 잘못된 성질의 세포로 변형된 것입니다. 그걸 도려내고 말리고 태웠다고 만사 해결된 걸로 생각하면 너무나 큰 착각입니다. 왜 암이 생길 수밖에 없었는지 성찰이 필요합니다. 그래서 "암은 앎이다."라는 말이 있는 것입니다.

우리 몸은 조물주께서 아주 정교하게 만든 최고의 걸작품입니다. 아주 미미한 작용들이라도 제각각 이유가 있고, 다른 작용들과 연관이 있습니다. 따라서 아무리 사소한 증상일지라도 그 증상이 발생한 원인이 있으며, 생사의 기로에 서게 하는 암이 발생하게 된 것도 큰 이유가 있을 것입니다.

암을 유발한 원인들은 참으로 다양합니다. 그중에서도 대표적인 원인 몇 가지를 꼽으면 다음과 같습니다.

첫 번째 원인은 마음입니다. 즉 스트레스입니다. 복잡한 현대를 살아가면서 스트레스를 피한다는 것은 거의 불가능합니다. 끊임없이 스트레스에 노출되지만, 너무 오랫동안 노출되다 보니 그것이 스트레스라고 의식하지 못하는 경우가 매우 많습니다. 그래서 우리의 의식은 스트레스를 자각하지 못하지만 몸속에서는 스트레스 호르몬이 계속적으로 과다 분비되어 신진대사를 교란하고, 결과적으로 여러 가지 질병을 초래하게 됩니다. 암도 그중의 하나입니다.

두 번째 원인은 잘못된 식습관입니다. 우리의 몸은 우리가 먹은 음식으로 만들어진다는 것은 초등학생도 아는 당연한 사실입니다. 그런데 우리는 우리 몸이 마치 슈퍼맨이나 되는 양 착각하고 있습니다. 아무리 나쁜 음식을 넣어도 몸이 알아서 척척 잘 처리해 줄 거라 믿습니다. 물론 타고난 건강 체질이거나 젊었을 때에는 신진대사가 원활해서 우리 몸속으로 쏟아져 들어오는 온갖 독소를 제대로 처리할 능력을 갖고 있지만, 오랜 세월 거대한 독소에 시달리다 보면 제아무리 슈퍼맨 체질을 타고났다 하더라도 마침내 허물어질 수밖에 없는 것입니다.

세 번째 원인은 운동 부족입니다. 운동을 통해 신진대사가 원활해지고 몸을 덥혀 체온을 올리고 그 결과 면역력을 상승시킨다는 것은 이미 잘 알려져 있는 사실입니다. 중강도(땀이 배어나오거나, 맥박수가 20% 이상 증가될 정도의 강도) 운동으로 매일 30분~1시간 정도 운동을 하는 것이 가장 바람직합니다. 가벼운 운동은 별로 도움이 안 되고, 심한 운동은 오히려 건강을 해치는 것으로 밝혀져 있습니다.

네 번째 원인은 수면 부족, 휴식 부족 등입니다. 우리 몸을 괴롭히는 많은 요인들로부터 피신하여 휴식을 취하는 동안 우리 몸은 상처받은 세포를 치유하고 몸속 독소들을 밀어내기 위해 신진대사를 활성화시킬 수 있습니다. 그런데 휴식을 제대로 취하지 않는다면 그 기회를 잃게 되는 것이니 점차 몸이 나빠질 것은 자명한 사실입니다.

암은 스트레스, 잘못된 식습관, 운동 부족, 휴식 부족 등의 원인으로 우리 몸이 버티다 한계를 견디지 못해 나타난 것입니다. 그럼에도 불구하고 수술, 항암치료, 방사선치료만 견디면 암이 완치될 걸로 착각하고 있습니다.

암 치료와 예방에서 가장 중요한 것은 암이 생길 수밖에 없었던 우리 몸을 암이 생기지 않도록 건강한 몸으로 바꾸는 것입니다.

현대의학적 치료법인 수술, 항암치료, 방사선치료의 중요성을 간과하려는 의도는 결코 아닙니다. 수술, 항암치료, 방사선치료는 암 치료에 있어 가장 기본적인 치료법입니다. 이것들을 배제하고 오로지 대체의학만으로 치료하려는 환자들도 더러 만나는데, 현재까지의 모든 치료법을 통틀어 암의 치료 성적은 현대의학적인 치료법이 가장 뛰어나다는 것은 명확한 사실입니다. 따라서 이를 배제한 치료는 현명한 선택이 아닙니다.

필자가 강조하고 싶은 것은 현대의학적 치료만으로 암이 완전히 박멸되고 건강을 회복할 것이라는 어리석은 믿음을 깨우쳐 주고자 하는 것입니다.

수술, 항암치료, 방사선치료는 기본적으로 수행해야 하지만, 치료 기간 중이나 후에는 반드시 몸을 새롭게 바로잡는 노력을 게을리하면 안 됩니다.

스트레스 관리, 올바른 식습관, 규칙적인 운동, 충분한 휴식과 수면 등을 통해 몸을 조금씩 바로잡아야 합니다. 그래야만 현대의학적인 치료의 부작용을 경감시킬 수 있고, 완치를 앞당길 수 있습니다.

올바른 생활습관은 평생토록 유지해야 합니다. 워낙 우리가 나쁜 식습관과 생활습관을 오랫동안 해 온 탓에 좋은 식사와 생활습관이 오히려 어색하고 불편할 것이지만, 몇 달 지나지 않아 몸도 건강해지고 올바른 생활습관에 익숙해질 것입니다. 그럼으로써 나쁜 식습관과 나쁜 생활습관이 오히려 불편하게 될 것이며, 이것이야말로 진정한 완치의 지름길임을 강조하고 싶습니다.

고기와 생선, 패스트푸드가 먹고 싶던 입맛이 싱싱하고 풋풋한 채소와 과일을 좋아하는 식성으로 바뀌고, 운동을 하지 않으면 몸이 근질거리고, 올바른 자세, 적절한 휴식과 수면 등이 내 체질에 맞는 것으로 느껴지고, 무엇보다도 욕심이 없고 평화로운 마음이 자연스러워질 것입니다. 아등바등 살았던 과거가 덧없던 생활이었다는 깨달음을 얻게 될 것입니다.

'삶은 개구리 증후군'은 심리학 용어로 '비전 상실 증후군'이라고도 합니

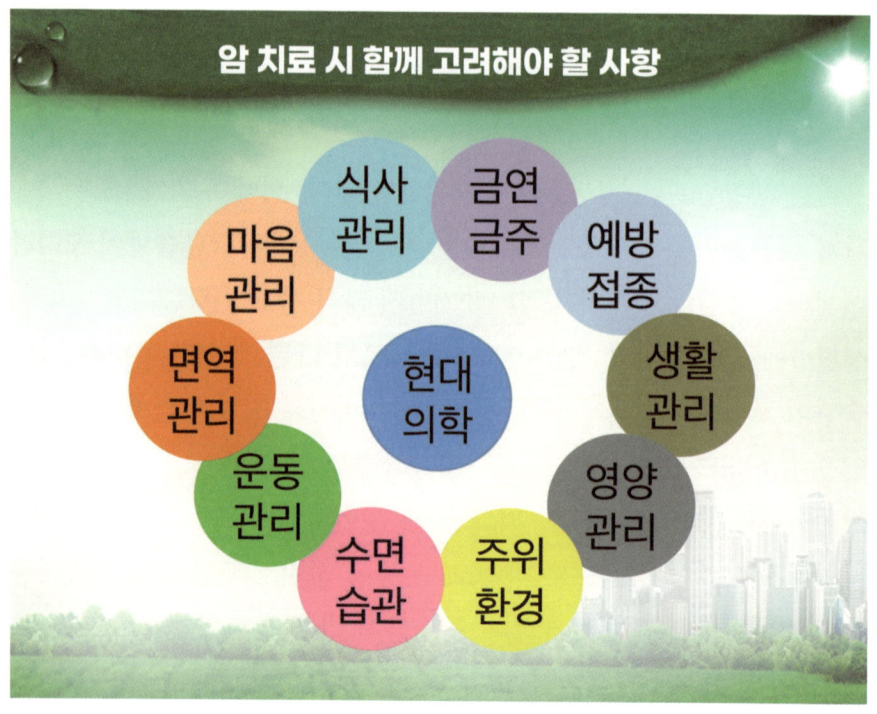

다. 목표의식이 없고, 현실에 안주하며, 자기의 문제점을 오히려 합리화 시켜 버린 사람들을 일컫습니다.

그런데 우리 암 환자들 중 삶은 개구리 증후군에 빠진 사람들을 드물지 않게 봅니다. 그들은 "어차피 암이란 게 완치 안 되잖아.", "현대의학적 치료 이외의 방법들을 시도하려니 돈도 많이 들고 건강보험 적용도 안 되고 하니 어쩔 도리가 없다."면서 몸을 바로잡을 기회를 철저히 외면한 채 묵묵히 무기력하게 병원만 왔다 갔다 합니다.

오로지 현대의학적 치료에 온몸을 던져서 이 치료들만 끝나면 암도 완치될 것이고, 고생도 끝날 것이라는 믿음을 갖고 있는 경우도 많습니다. 현대의학적 치료가 중요한 것은 두말 할 필요가 없지만, 근본적으로 '암 체질'을 '건강체질'로 바꾸는 것이 더욱 중요하다는 사실을 강조하고 싶 습니다.

통합 암치료 산실 파인힐병원에서
김진목

CONTENTS

통합 암치료 제대로 활용법

CHAPTER 1
통합 암치료란?

감동 드라마를 만들어낼 수 있는
통합 암치료에 대한
궁금증 8문 8답

통합 암치료란
수술, 항암치료, 방사선치료의 부작용을 줄이고,
환자의 면역력을 높이는 치료법입니다.

Q 박사님, 요즘 항암치료를 받느라 몸이 너무 안 좋아요. 무슨 방법이
없을까요?

A 항암치료에만 죽기 살기로 매달리는 환자들이 너무 안타깝습니다. 항암치료와 얽히고설키며 감동 드라마를 연출해 낼 수 있는 '통합 암치료'를 소개합니다. 오랜 세월 당연한 것으로 믿어 왔던 항암치료의 부작용도 살살 어루만져 달래고 면역력도 쑥쑥 치솟게 만드는 신비한 서프라이즈를 경험할 수 있습니다.

A 통합 암치료는 현대의학과 보완의학의 콜라보입니다. 우리나라 대학병원 의사들은 기세등등한 현대의학주의자들로 현대의학 이외의 어떤 것도 의학으로 인정하지 않는 안하무인 고집불통들입니다. 한때는 저도 그들 중의 일원이었지만 이젠 우물 밖으로 나와서 넓은 세상을 보게 되었습니다.

암 치료로 유명한 미국이나 유럽의 거의 모든 병원에는 통합의학센터가 있는데 유독 한국에서만 부정적으로 여기고 있습니다.

Q 통합 암치료의 특징은 무엇입니까?

A 통합 암치료의 목표는 현대의학적 치료의 부작용을 줄이고, 치료 효과는 높이는 것입니다. 수술이나 항암치료로 인한 부작용은 확 줄이고, 환자의 면역력을 높여 감동 드라마를 만들어 냅니다.

Q 통합 암치료에는 어떤 것들이 있나요?

A 여러분들이 통합암병원에서 받는 모든 요법들이 통합 암치료입니다. 면역증강 주사제, 고주파 온열치료, 면역세포치료, 심신의학, 자연의학, 영양의학, 기능의학, 올바른 먹거리와 적절한 운동 프로그램 등입니다.

Q 대학병원의 치료 원칙을 잘 따르는 것이 중요하지 않을까요?

A 대학병원을 철석같이 믿고 따를 경우에 암이 완치될 확률은 70% 정도밖에 되지 않습니다. 암과 무조건 죽기 살기로 맞장뜨는 것은 현명하지 못합니다. 암은 꼬리가 아흔아홉 개 달린 구미호 같은 존재이기 때문입니다. 강력한 미사일을 발사하는 것도 필요하지만 때로는 흥분을 가라앉히고 차분히 재정비하는 것도 중요합니다.

Q 혹시 외국에서도 통합 암치료를 활용하고 있나요?

A 독일과 스위스 등 유럽에서는 통합 암치료가 널리 활용되고 있습니다. 의사가 양의학뿐만 아니라 한의학, 대체의학 등 모든 의학적 요법들 중에서 환자에게 가장 적절한 치료법을 선택합니다. 바로 통합의학입니다. 특히 암 치료에 있어서는 오래 전부터 통합의학적인 접근을 통해 치료 효과를 높이고 있습니다. 유럽과 미국에서는 '통합 암치료'가 정착 단계에 돌입했다고 할 수 있습니다.

Q 우리나라에서는 통합 암치료를 어느 정도 시행하고 있나요?

A 통합의학은 대부분 중소병원에서 행하고 있고, 대학병원 중 6곳에 통합의학센터가 있지만 암 치료에 통합의학을 제대로 접목하고 있는 병원은 없습니다. 우리나라 대학병원에서는 통합의학에 대해 부정적인 시각을 가지고 있기 때문입니다.

A   현대의학적 암치료는 수술, 항암치료, 방사선치료 등으로 대표되며, 이를 '암 표준치료'라고 합니다. 통합의학은 표준치료를 기본으로 하고 여기에 과학적으로 근거가 밝혀진 보완의학들을 적절히 병행하기 때문에 현대의학만 시술할 때에는 꿈도 못 꿨던 환상적인 콜라보를 연출합니다.

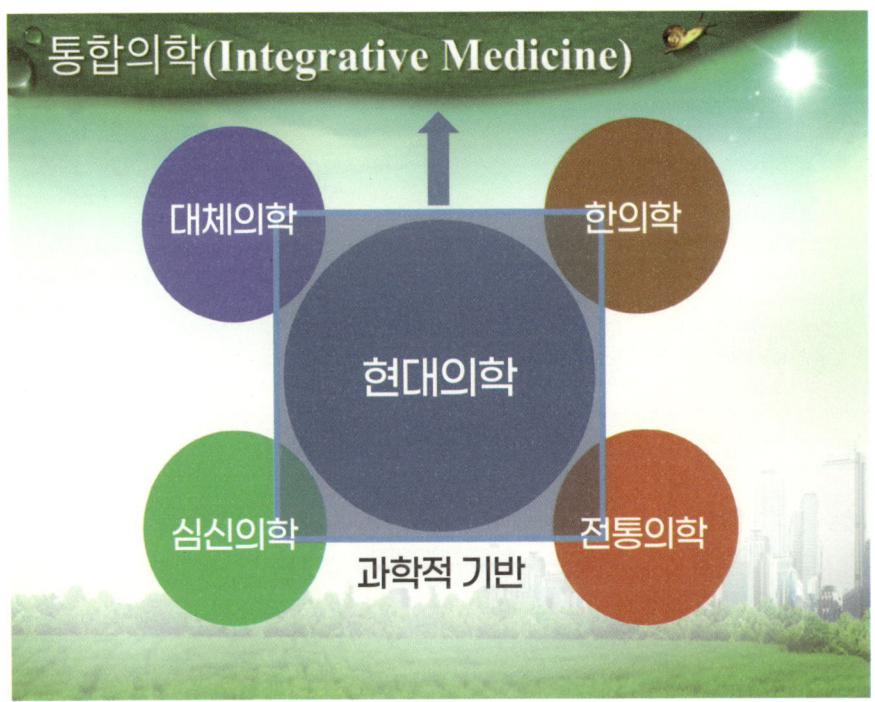

필요악!
항암치료 부작용
궁금증 8문 8답

항암치료의 부작용은
구토, 몸살, 피로나 무기력 등 다양합니다.
설사나 변비, 탈모도 흔한 부작용에 속합니다.

Q 항암치료에 따른 부작용을 없앨 방법은 없나요?

A 항암제는 빨리 자라는 세포를 죽이는 특성이 있습니다. 그런데 우리 몸속에는 정상적으로 빨리 자라는 세포들이 많이 있습니다. 입속 점막과 위나 장의 점막세포, 피를 만들어내는 골수 속의 조혈세포, 호르몬을 생산하는 성선세포, 머리카락 세포 등입니다. 이들도 공격을 받기 때문에 부작용을 피하기 어렵습니다.

Q 항암치료의 부작용을 경험해 보니 이런 고통을 어떻게 계속 참을 수 있을까 하는 걱정이 앞서서 항암치료를 포기하고 싶네요.

A 항암치료의 부작용은 오래 지속되지는 않습니다. 오심, 구토, 피로 등의 증상은 대개 1주일 이내에 좋아집니다. 증상은 좋아지지만 이때부터 면역력은 떨어지기 시작해서 3주경에 정상으로 회복됩니다. 그래서 항암치료를 3주 간격으로 하고 있습니다.

Q 항암치료의 부작용 중 가장 큰 문제가 면역력 저하라고 들었습니다. 면역력 저하에 대해 설명해 주세요.

A 항암치료를 받은 후 일주일 정도 되면 백혈구 수치가 떨어지고 2~3주에 회복됩니다. 백혈구 중에서 호중구 수치가 세균에 대항하는 면역의 척도가 되기 때문에 호중구 수를 검사해서 1,000보다 적으면 면역 저하로 판단하고 치료가 필요합니다.

Q 면역력을 올리는 데 어떤 음식이 좋을까요?

A 면역력과 백혈구는 다릅니다. 면역력을 올리는 식품으로 마늘, 버섯, 인삼, 브로콜리, 양배추, 토마토 등등 많지만, 항암치료의 부작용으로 떨어진 백혈구 수치를 올리는 특별한 음식은 없습니다.
다만 백혈구를 구성하는 단백질 보충을 위해서 고기나 생선을 잘 챙겨 먹으라고 주치의가 권하지만 고기나 생선에 포함된 화학물질이나 중금속, 호르몬 등의 나쁜 영향도 고려해야 하므로 일부러 많이 먹을 필요는 없고, 평소대로 드시면 됩니다.

백혈구를 올리는 방법은 골수 자극 주사뿐이지만, 황기가 백혈구 회복에 도움을 주는 것으로 밝혀져 있으므로 황기를 드시는 것은 괜찮으나 한의사의 처방에 따르시기 바랍니다.

Q 면역력이 떨어졌을 때 뚜렷이 나타나는 증상이 있나요?

A 면역력이 떨어져도 특별한 증상이 안 나타나는 경우가 대부분입니다. 약간 피로한 정도여서 모르고 지나가는 경우가 많지만 열이 나면 감염이 의심되므로 적극적인 치료가 필요합니다.

Q 항암치료 시 일반적인 부작용으로 어떤 증상이 있습니까?

A 가장 흔한 증상으로 구역과 구토가 있고, 여기저기 쑤시는 몸살, 피로나 무기력은 2~5일 사이에 나타나는 가장 흔한 증상입니다.

이런 증상이 나타날 때 견딜 만하면 '그런가 보다.'라며 참고 기다려도 되지만, 빨리 벗어나고 싶을 때에는 '벌떡주사(마이어스칵테일)' 등의 치료를 활용하는 것도 좋습니다. 마이어스칵테일은 비타민과 미네랄을 적절히 혼합한 수액제로 항암치료 시 부작용을 최소화하는 데 큰 도움이 되는 고마운 주사제라 할 수 있습니다.

Q 항암치료 시 많이 나타나는 증상 중에서 조심해야 할 것은 무엇입니까?

A 설사나 변비, 구강 점막이 벗겨지고, 탈모도 흔하게 나타나는 부작용에 속합니다. 경우에 따라서는 간 손상도 나타날 수 있습니다. 대부분의 항암제는 간 독성이 있어서 간 수치가 상승할 수 있기 때문입니다. 특히 '카더라' 소문을 듣고 정체 모를 건강식품을 복용하여 간 손상을 악화시킬 수 있으므로 각별히 조심해야 합니다. 일탈은 화려하지만 우리를 지탱해 주는 것은 평범한 일상이듯 기본적인 식사를 충실히 하는 것이 무엇보다 중요합니다.

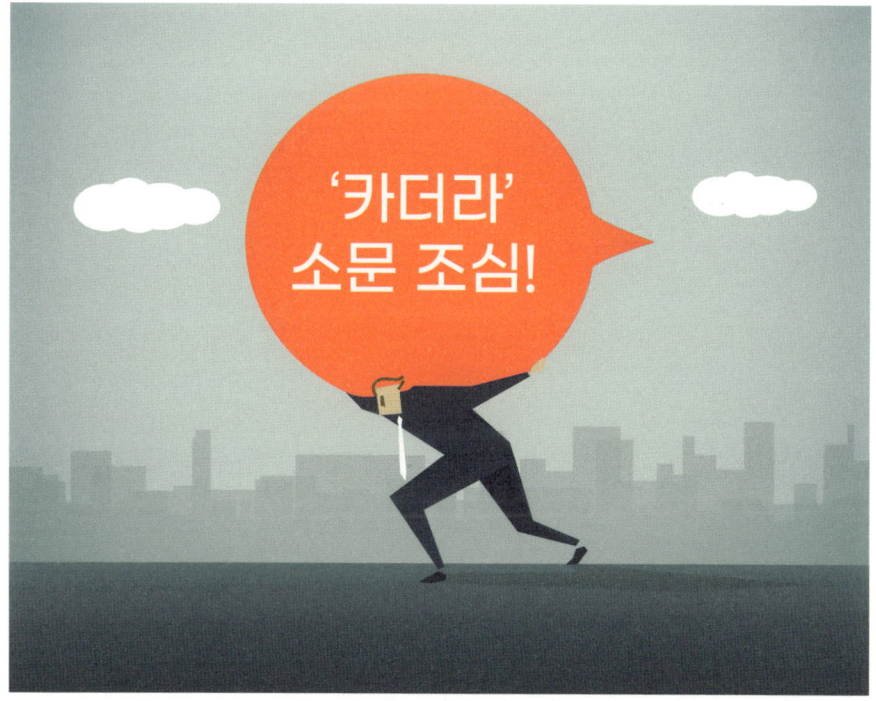

A 항암치료는 보통 수술이나 방사선치료의 보조요법으로 활용하며, 완치를 목적으로 하기 때문에 매우 강하게 하고 횟수도 정해져 있는 경우가 대부분입니다. 다만 4기 암의 경우는 치료 목적을 증상 완화 또는 삶의 질 향상에 두기 때문에 항암제를 계속적으로 반복 투여하기도 합니다.

이때 주의할 점은 항암제에 반응하여 암 크기가 작아지더라도 완치되는 것은 아니고, 항암제에 내성이 생기는 순간 또다시 커져 버립니다. 따라서 항암치료와 함께 반드시 통합의학적인 치료가 필수적입니다.

TIP **4기 암 항암치료 중단 시기 결정은…**

더 이상 선택할 항암제가 없고, 현재의 항암제에 반응하지 않으며, 부작용이 큰 경우 항암치료 중단을 고려해야 합니다.

그렇지 않고 지속하다 자칫 면역력 저하로 인한 패혈증으로 급사할 수 있기 때문입니다.

암 치료의 진일보한 개가!
표적치료제
4문 4답

표적치료제는 암세포 맞춤 치료제라 부작용이 적고
효율적인 치료가 가능해
진일보한 치료제로 평가받고 있습니다.

Q 최근 들어 부작용이 없는 항암치료제가 있다고 해서 관심이 많습니다. 표적치료제라고 하던데 표적치료제가 무엇인가요?

A 생명공학과 유전공학의 발전으로 암세포가 성장, 분화하는 기전을 차단하여 암을 억제하는 치료를 '표적치료'라고 합니다. 목표물을 정확하게 찾아가서 타격하는 스커드 미사일과 비슷합니다. 일반 항암제보다 부작용이 현저히 낮지만 완전히 없지는 않습니다.

Q 표적치료제는 어떤 것이 있나요?

A 요즘 유방암에 많이 쓰이는 허셉틴, 대장암의 얼비툭스, 폐암의 이레사와 타세바, 최초로 개발된 만성 골수성 백혈병 치료제 글리벡 등입니다. 허셉틴과 얼비툭스는 주사제이고, 이레사·타세바·글리벡 등은 먹는 약입니다.

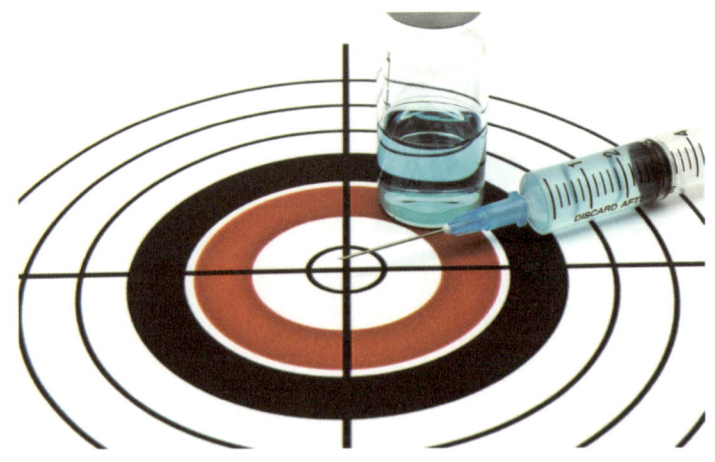

Q 표적치료제를 써도 부작용은 있나요?

A 암세포는 하늘에서 뚝 떨어진 것이 아니라 정상세포가 이성을 잃고 돌변한 것이므로 암세포를 암살하는 전문 킬러조차도 정상세포를 분간하지 못하기 때문에 정상세포가 희생양이 되기도 합니다.
표적치료제의 부작용은 [표 1]과 같습니다.

[표 1] 표적치료제의 종류와 부작용

약명	성분	바이오마커	적응증	부작용
얼비툭스	Cetuximab	EGFR, KRAS	대장암	피부 발진
허셉틴	Trastuzumab	HER2/Neu	유방암, 위암	심장 기능 저하
이레사	Gefitinib	EGFR	비소세포폐암	설사
아바스틴	Bevacizumab	VEGF	비소세포폐암, 대장암	고혈압
스프라이셀	Dasatinib	Ph	ALL, CML	흉막삼출액
타세바	Erlotinib	EGFR	비소세포폐암	피부 발진
넥사바	Sorafenib	RAF, VEGF	간암, 신세포암	손발 독성
타이커브	Lapatinib	HER2	유방암	설사
퍼제타	Pertuzumab	HER2/Neu	유방암	좌심실 기능 부전

Q 표적치료제의 효과는 어느 정도인가요?

A 일반 항암제에는 끄떡도 안 하던 암이 표적치료제에는 맥을 못 추는 경우도 있습니다. 예를 들어 항암제에 듣지 않는 폐암 3기나 4기 환자가 이레사나 타세바의 복용으로 드라마틱한 호전을 경험하기도 합니다. 표적치료제 개발은 암 치료에 있어서 진일보한 쾌거임이 분명합니다.

오래 먹어야 하는
항호르몬 치료제
궁금증 5문 5답

항호르몬 치료는
5년, 10년까지 장기간 먹어야 하는 치료제입니다.
오랫동안 먹어야 하는 항호르몬 치료는 암 치료에
나쁜 영향을 미치는 호르몬을 차단하는 치료법입니다.

Q 박사님, 저는 5년 동안이나 항암제를 먹으라고 하는데, 그렇게 오래 먹어도 괜찮은가요?

A 5년간 먹으라고 하는 것은 항암제가 아니라 항호르몬제입니다. 유방암이나 난소암, 남자의 전립선암 등은 호르몬의 영향이 크기 때문에 호르몬을 차단하는 치료를 하는데, 그것을 '항호르몬 치료'라고 합니다.

Q 어떤 경우에 항호르몬 치료를 합니까?

A 유방암의 경우 수술로 떼어낸 암을 조직검사 하는데, 이때 면역

검사도 같이 해서 여성호르몬 수용체가 있는지 없는지도 함께 파악합니다. 수용체가 있는 경우 항호르몬 치료를 하게 되는데, 항호르몬 치료로 재발률을 크게 떨어뜨릴 수 있습니다.

Q 호르몬을 차단하면 어떤 부작용이 나타나나요?

A 여성호르몬을 차단하면 단번에 폐경이 오게 됩니다. 항암치료 중 폐경이 되는 경우가 흔한데, 월경이 지속되던 사람도 항호르몬제를 복용하면 모두 폐경이 오게 되고 심각한 갱년기장애 증상을 경험하게 됩니다.

Q 항호르몬제 복용으로 인한 갱년기장애 증상은 어떤 것들이 있나요?

A 얼굴이 화끈화끈 달아오르거나, 갑자기 살이 찌거나, 골다공증, 심혈관질환, 우울증, 감정의 변화 등을 겪게 됩니다. 호르몬에 의해서 조화롭게 작동하던 모든 기능들이 삐걱거리며 불협화음이 일기 시작하므로 온갖 불편한 증상들이 나타납니다.

Q 이런 부작용을 치료할 수는 없나요?

A 말끔히 없애기는 어렵지만 이 같은 증상을 개선시키는 방법은 많이 있습니다. 호르몬은 아니지만 증상을 줄여주는 약도 있고 식품들도 있으므로 적극적으로 활용해서 증상을 최소화시킬 수 있습니다.

새로운 암 치료로 각광받고 있는
면역항암제
3문 3답

면역항암제란 우리 몸의 면역체계가
암세포를 더 잘 인식하고 공격하도록 돕는
항암치료제를 말합니다.
기존의 항암제는 암세포를 직접 공격하지만
면역항암제는 면역세포의 기능을 활성화하거나
면역 억제 신호를 차단해 암을 치료하는 원리입니다.

Q 면역항암제가 뭔가요?

A 면역세포로 하여금 암을 공격하지 못하도록 하는 암세포와 면역세포 사이의 억제 신호 연결고리에 대신 결합하여 면역세포가 암을 공격하도록 유도하는 약제로 키트루다, 여보이, 옵디보, 티쎈트릭 등이 알려져 있습니다. 공식 명칭은 면역 관문 억제제입니다.

면역항암제와 면역치료제는 어떻게 다른가요?

A 면역항암제는 면역 관문에서 면역세포가 암세포를 잘 인식하도록 작용하는 약제이고, 면역치료제는 면역을 증강시키는 약제들로 전혀 다른 약제입니다.

Q **면역항암제는 어떤 부작용이 있나요?**

A 면역항암제는 암세포를 직접 공격하는 것이 아니라 면역세포가 암을 잘 인식하도록만 하기 때문에 직접적인 부작용은 거의 없지만, 면역 억제를 차단하기 때문에 면역 반응이 과도하게 일어나서 자가면역질환 같은 증상들이 생길 수 있으며, 아주 드물게 치명적인 부작용이 생기는 경우도 있습니다.

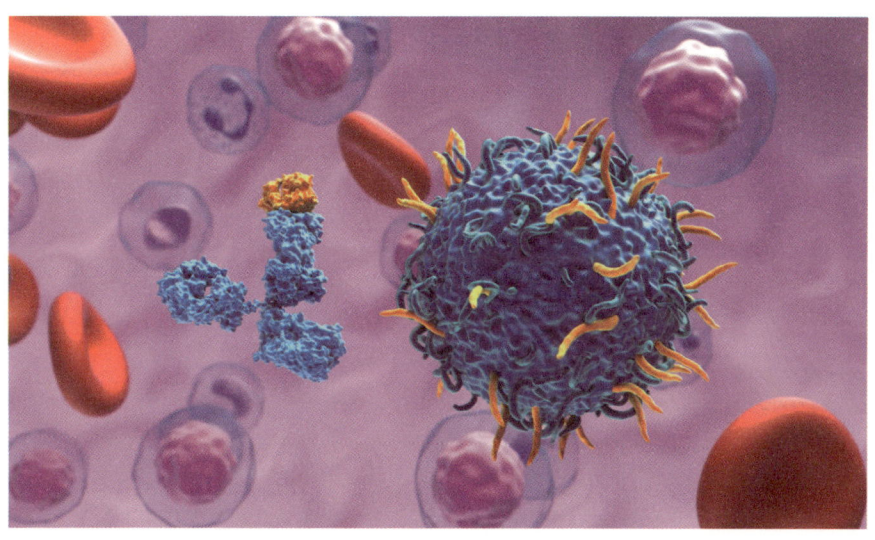

치료만큼 중요한
암 환자의 생활 관리
궁금증 5문 5답

암 환자는 면역력을 높이기 위해
올바른 생활습관을 반드시 실천해야 합니다.
병원치료만큼 중요한 것이 생활 관리라 할 수 있습니다.
암을 이길 수 있는 몸만들기에 총력을 기울여야 합니다.

Q 항암치료 중 생활 관리를 어떻게 해야 하나요?

A 항암치료 중 스포트라이트를 맞춰야 할 것은 면역력 저하입니다. 항암제 투여 후 1주경 백혈구가 감소하기 시작해서 2~3주에 걸쳐 서서히 회복되기 때문에 이 기간 동안은 면역 상태가 바닥이라는 것을 항상 염두에 두고 생활해야 합니다.

Q 감염을 피하기 위해 어떤 주의가 필요하나요?

A 세균, 바이러스, 기생충, 화학물질 등 모든 것에 대해 경계 경보를 게을리해서는 안 됩니다. 날 음식은 먹지 말아야 하고, 과일도 껍질을 벗길 수 없는 것은 먹지 말아야 합니다. 외출 시 마스크를 쓰고, 사람이 많은 곳은 반드시 피해 다니고, 외출 후에는 철저히 손을 씻어야 합니다.

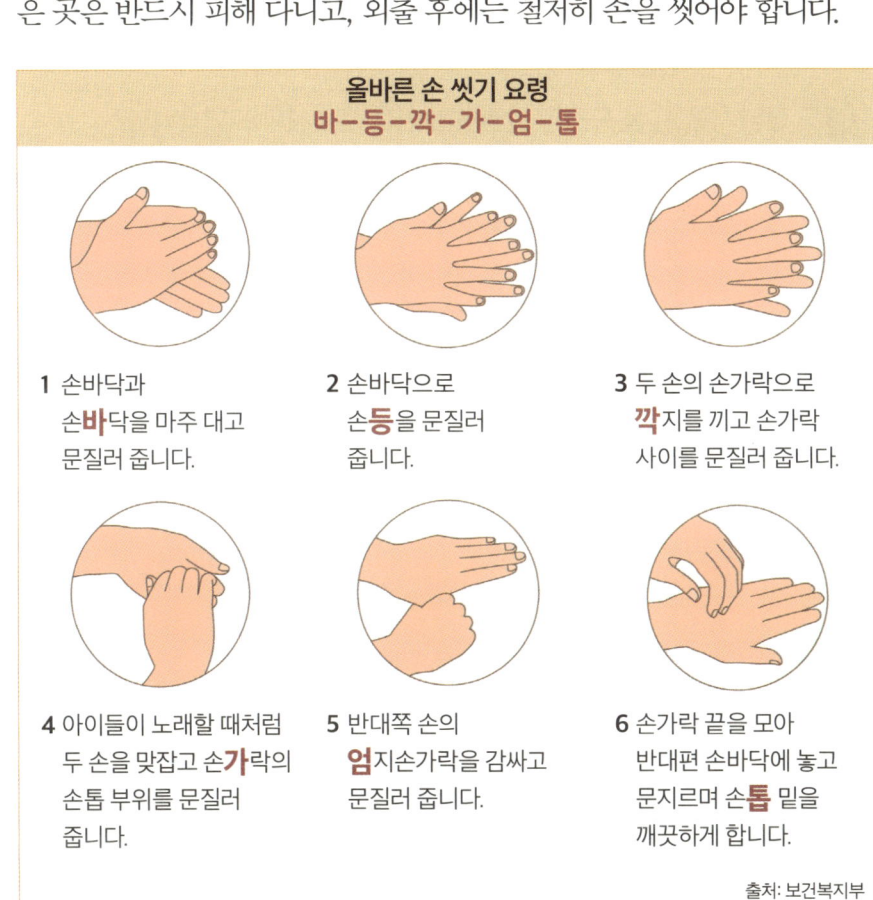

올바른 손 씻기 요령
바－등－깍－가－엄－톱

1 손바닥과 손**바**닥을 마주 대고 문질러 줍니다.

2 손바닥으로 손**등**을 문질러 줍니다.

3 두 손의 손가락으로 **깍**지를 끼고 손가락 사이를 문질러 줍니다.

4 아이들이 노래할 때처럼 두 손을 맞잡고 손**가**락의 손톱 부위를 문질러 줍니다.

5 반대쪽 손의 **엄**지손가락을 감싸고 문질러 줍니다.

6 손가락 끝을 모아 반대편 손바닥에 놓고 문지르며 손**톱** 밑을 깨끗하게 합니다.

출처: 보건복지부

Q 38℃ 이상의 열이 나면 즉시 응급실로 오라고 하는 이유는 무엇입니까?

A 대개 면역력 저하로 감염이 되면 열이 나게 됩니다. 이때 즉각적

인 치료를 하지 않으면 위험할 수도 있기 때문에 반드시 응급실로 가야 합니다. 주변에 통합 암치료(암재활) 병원이 있다면 통합 암치료(암재활) 병원을 활용해도 됩니다. 혈액검사를 하여 결과에 따라 치료가 가능하기 때문에 대학병원까지 갈 필요가 없습니다.

Q 항암치료 시 잘 모르고 간과하기 쉬운 주의사항도 있습니까?

A 항암치료 중에는 주의해야 할 사항이 매우 많습니다. 그중에서도 간과하기 쉬운 주의사항 중 하나가 바로 화장품 등 생활용품에 관한 것입니다. 우리가 늘 쓰는 비누, 샴푸, 치약, 화장품 등에는 다양한 화학 성분이 함유되어 있습니다. 특히 색조화장품은 대부분 중금속이나 화학 성분을 많이 포함하고 있기 때문에 피부를 통해서 흡수되고 결국 면역을 떨어뜨리게 됩니다. 천연 성분의 제품을 구할 수 없다면 아예 사용하지 않는 것이 바람직합니다.

Q 항암치료 중에 부부관계는 어떻게 해야 하나요?

A 좋은 질문입니다. 암 환자나 배우자는 서로를 배려하는 마음에서 성관계를 회피하는 경우가 많습니다. 그러나 성관계는 엔도르핀 분비를 돕고 혈액순환을 촉진하며 근육운동을 도와주기 때문에 암의 치유와 회복에 긍정적인 효과를 줍니다. 수술 직후라든지 몸 상태가 아주 저조한 경우만 아니라면 부부관계는 자주 하실 것을 추천합니다.

뭘 먹어야 하나요?
항암치료 중 영양 관리
궁금증 9문 9답

항암치료 중 영양 관리는 치료만큼 중요합니다.
이때 기본 중의 기본은 영양의 균형을 맞추기 위해
모든 음식을 골고루 먹는 것이 가장 좋습니다.

Q 항암치료 기간 중에는 어떤 음식을 먹어야 하고, 어떤 음식을 피해야 하나요?

A 암 환자들이 가장 궁금해하는 것 중의 하나가 바로 먹거리입니다. 결론부터 얘기하자면 '바로 이거다!' 하는 식품은 없으며, 가능하면 모든 음식을 골고루 균형 있게 섭취하는 것이 가장 좋습니다.

Q 대학병원에서는 고기나 생선 등 동물성 식품을 많이 섭취해야 한다고 말씀하셨습니다.

A 단백질 섭취를 위해서 그렇게 권합니다. 하지만 현미와 콩 등 식물성 식품에도 단백질은 매우 많이 함유되어 있기 때문에 콜레스테롤도 많고, 화학물질이나 항생제, 호르몬 등에 오염되어 있을 확률이 높은 동물성 식품을 일부러 많이 섭취할 필요는 없다고 생각합니다. 그냥 평소의 식사 패턴을 유지하면 됩니다.

암의 성장을 억제하기 위해서 채소나 해조류를 많이 먹는 것이 좋다는 주장이 많습니다. 그러다 보니 아예 고기와 생선을 먹지 않는 환자들을 가끔 보는데, 이 또한 바람직하지 않을 수 있습니다. 항암치료 중에는 영양의 균형이 중요하다는 것을 꼭 기억해야 합니다.

Q 영양 섭취를 잘해야 한다는 것은 무엇이든 많이 먹으라는 뜻인가요?

A 영양소는 탄수화물, 단백질, 지방의 3대 영양소 외에 6대 영양소를 말할 때 추가되는 비타민, 무기질, 식물영양소가 있습니다. 3대 영양

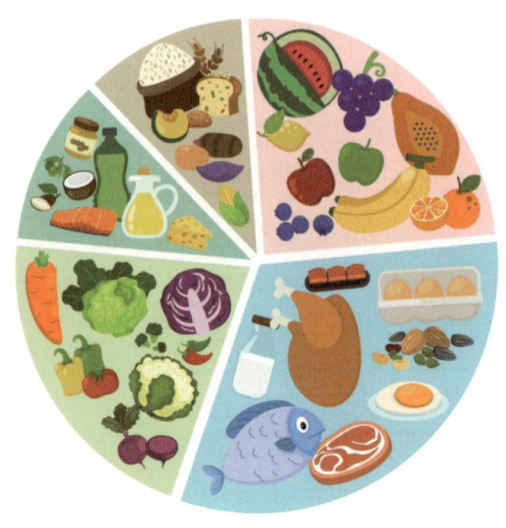

소를 섭취하지 않으면 에너지를 만들 수 없으므로 충분히 섭취해야 하지만, 더욱 중요한 것은 비타민, 무기질, 식물영양소입니다.

이들은 많은 양이 필요하지 않기 때문에 '미량영양소'라고 하는데 우리 몸의 신진대사와 해독작용에 없어서는 안 되는 중요한 항산화 영양소들입니다. 미량영양소는 채소, 과일, 해조류에 많기 때문에 이들 식품들을 골고루 많이 섭취하도록 노력해야 합니다.

Q 채소를 많이 먹으면 섬유질 때문에 영양소 섭취를 방해한다는 말을 들었는데 사실인가요?

A 맞습니다. 섬유질 속의 피틴산은 무기질의 흡수를 방해하기 때문에 채식주의자들은 무기질이 부족한 경우가 많습니다. 그렇지만 세상 만물은 오묘한 상호작용이 있습니다. 무기질의 흡수를 방해하는 피틴산이 있는 반면에 흡수를 촉진하는 비타민 C와 같은 성분도 같이 함유하고 있기 때문에 섬유질 제품을 먹으면 무기질의 흡수를 방해하지만 천연식품을 먹으면 거의 문제가 없습니다. 여러 채소를 골고루 섭취하면 더욱 좋습니다.

그러므로 어떤 성분이든 건강보조식품으로서가 아니라 자연식품을 먹는 것이 좋습니다. 다만 모든 식품을 골고루 먹는 것은 불가능하기 때문에 건강보조식품을 활용하는 것도 바람직합니다.

Q 포도당이 암세포를 성장시키기 때문에 탄수화물 식품을 먹지 말라는 말이 있습니다. 사실인가요?

A━ 암세포는 주로 포도당과 글루타민을 먹고 자랍니다. 그렇기 때문에 탄수화물과 단백질을 억제하여 암세포로 하여금 죽음을 면치 못하게 하려는 이론으로, 탄수화물 섭취를 최소로 하고 지방을 늘리는 케톤식 식사법이 암 치료 방법으로 활용되기도 합니다.

모든 탄수화물 식품은 분해되어 포도당으로 바뀌고 에너지를 만들어 냅니다. 그러므로 탄수화물을 먹지 않을 수는 없습니다. 암세포는 성장이 매우 빠르기 때문에 많은 양의 포도당을 필요로 해서 우리가 섭취하는 포도당의 대다수를 암세포가 먼저 빼앗아 갑니다. 따라서 포도당으로 분해되는 속도가 느린 복합 탄수화물의 형태로 섭취하는 것이 바람직합니다. 채소나 해조류를 많이 섭취하는 것이 암 치료에 좋은 이유가 됩니다.

Q 복합 탄수화물이 무엇입니까?

A━ 흰쌀밥, 빵, 떡, 국수, 과자처럼 섭취 후 혈당을 바로 상승시키는 것을 단순 탄수화물이라고 하고, 현미, 통밀, 고구마처럼 서서히 혈당을 상승시키는 탄수화물을 복합 탄수화물이라고 합니다.

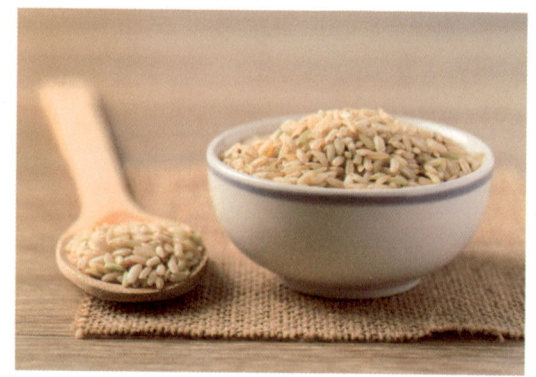

Q 글루타민을 줄이기 위해서는 어떻게 해야 하나요?

A 암세포의 먹이가 되는 글루타민은 우리 몸에 가장 많이 존재하는 아미노산입니다. 이러한 글루타민은 암세포의 먹이이기도 하지만, 정상세포의 성장과 분화에 필요합니다. 특히 뇌와 장의 생리활동에 필수적이기 때문에 섭취하지 않을 수는 없습니다. 단백질에는 23가지의 아미노산이 있고, 그중 음식으로 섭취해야만 하는 필수아미노산이 8~10종이 있지만, 글루타민은 우리 몸에서 생산해내기 때문에 임의로 줄이는 것은 불가능합니다.

Q 암 치료에 도움이 되는 식품들은 어떤 것들이 있나요?

A 항암식품으로 발표된 것들은 마늘, 브로콜리, 토마토, 양배추, 케일, 블루베리, 녹차 등등 셀 수 없이 많습니다. 식품 하나하나를 일일이 챙겨 먹기보다는 '빨주노초흑백보'의 다양한 컬러의 채소와 과일, 해조류, 견과류, 현미밥 등을 드시면 됩니다.
현미밥은 비타민, 무기질, 식물영양소가 풍부하고, 섬유질 또한 풍부하게 함유되어 있습니다만, 한 숟가락을 입에 넣고 50번 이상 씹지 않으면 소용이 없습니다. 반찬이나 국을 동시에 먹으면 안 되고 현미밥만 한 숟가락 넣고 천천히, 꼭꼭 씹어야 합니다.
채소를 많이 섭취하기 위해서 채소주스나 채소즙을 활용해도 됩니다.

암 치료에 도움 되는 항암식품 20가지

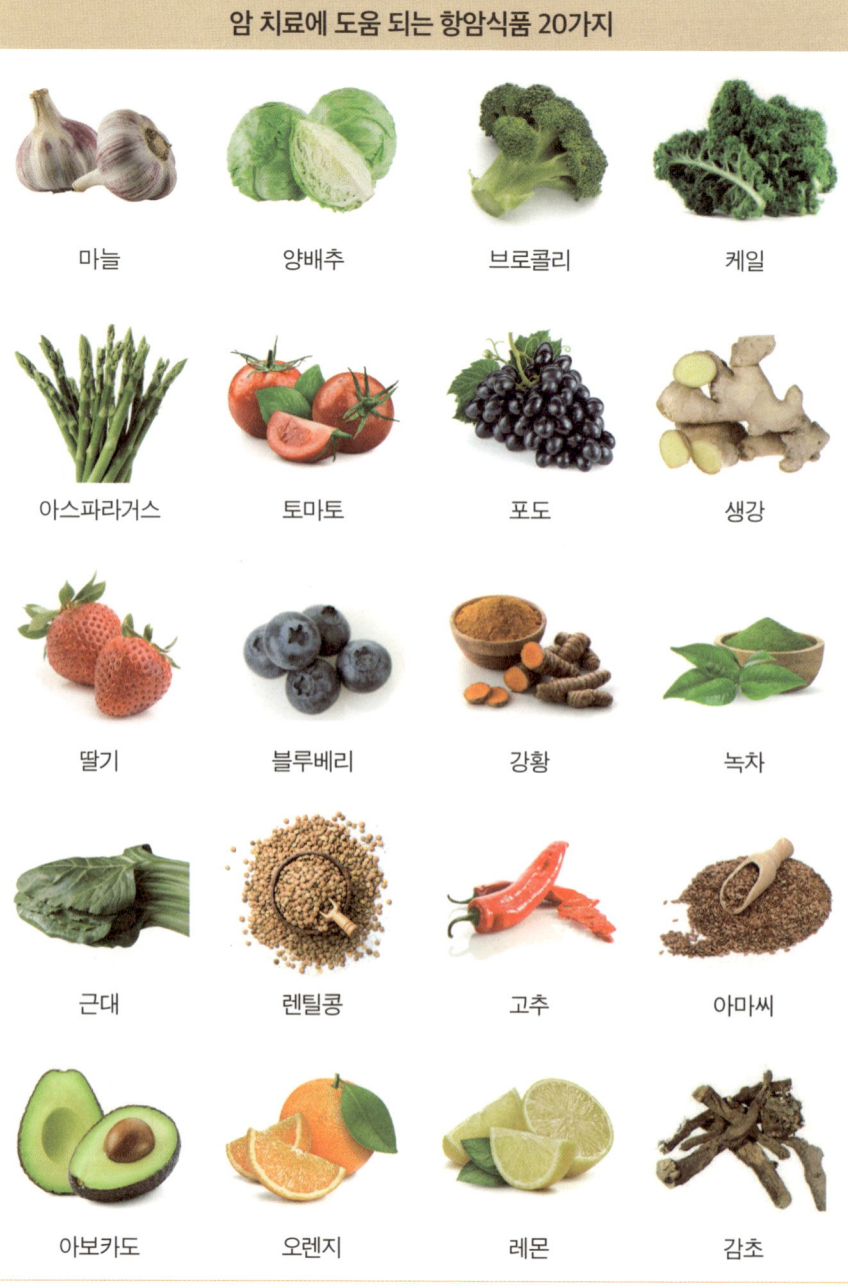

마늘	양배추	브로콜리	케일
아스파라거스	토마토	포도	생강
딸기	블루베리	강황	녹차
근대	렌틸콩	고추	아마씨
아보카도	오렌지	레몬	감초

A ── 미국 암협회에서 암을 잘 초래하는 식품 5가지를 발표했습니다. 청량음료, 튀긴 감자, 도넛, 핫도그, 탄 고기입니다. 이 5가지를 비롯하여 포도당으로 빨리 바뀌는 단순 탄수화물의 섭취를 피해야 합니다. 단순 탄수화물에는 흰밥, 흰빵, 떡, 과자, 국수, 라면, 초콜릿, 아이스크림 등입니다. 그리고 동물성 식품을 줄여야 합니다. 특히 소, 돼지, 양 등 붉은색 고기를 많이 먹지 말아야 합니다.

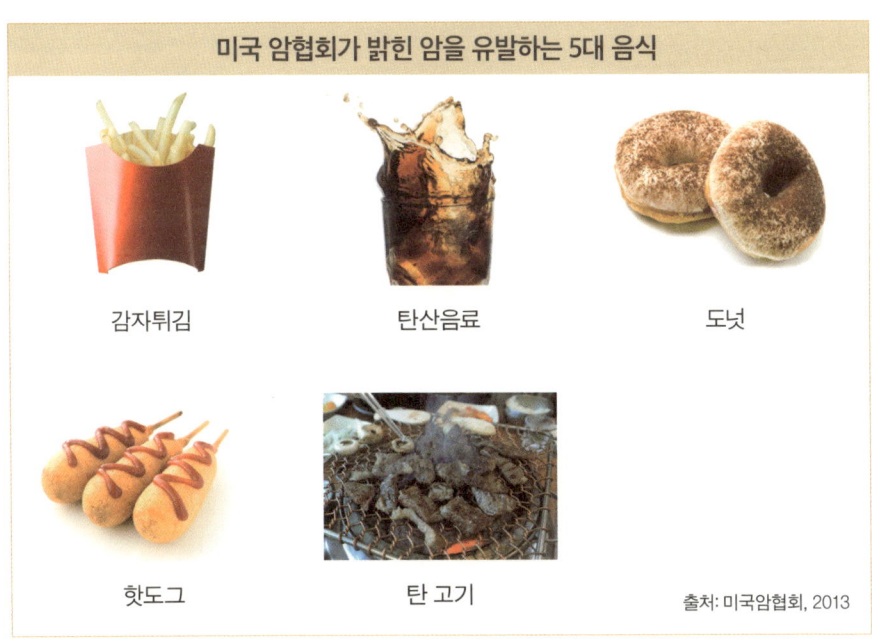

미국 암협회가 밝힌 암을 유발하는 5대 음식

감자튀김　　　　탄산음료　　　　도넛

핫도그　　　　탄 고기

출처: 미국암협회, 2013

08

반드시 실천해야 할
항암치료 중 운동 관리
궁금증 4문 4답

항암치료 기간에도 운동은 꼭 하는 것이 좋습니다.
다만 몸 상태에 따라 무리하지 않는 선에서
하는 것이 중요합니다.

Q 항암치료 중 운동은 어떻게 해야 하나요?

A 항암치료를 하면 다양한 부작용이 생기고 체력도 떨어지면서 몸도 마음도 너무 힘들어집니다. 그런데다 운동까지 하라고 하면 너무 무리한 요구라고 생각할 수도 있지만 아무리 힘들어도 운동은 하는 것이 좋습니다. 그렇다고 죽기 살기로 운동에 매달리면 오히려 역효과가 날 수 있으니 몸 상태에 맞게 적절한 운동 페이스를 유지하도록 해야 합니다.

Q 항암치료로 몸도 마음도 힘든데 왜 운동을 해야 하나요?
암 치료에 도움이 되나요?

A 다른 병과 달리 암 환자는 운동을 하는 것이 좋습니다. 암 치료에도 도움이 됩니다. 운동은 암 환자들의 신체 기능을 향상시킬 수 있고, 피로를 개선하며, 삶의 질 측면에도 좋은 영향을 미치기 때문입니다.

Q 어떤 운동을 얼마나 하는 것이 좋나요?

A 암 종류와 치료 단계에 따라 겪는 부작용과 신체 상태가 다르기 때문에 적합한 운동은 사람마다 천차만별입니다. 그러므로 본인의 몸 상태에 맞게 적절히 맞춰야 하며, 절대로 무리해서는 안 됩니다. 조급한 마음에 무리하다가는 오히려 건강을 해칠 수 있습니다.

Q 항암치료 시 일반적으로 어떤 운동을 하는 것이 가장 좋나요?

A 항암치료 시에는 실내에서 하는 사이클이나 런닝머신 등을 하는 것이 좋습니다. 컨디션 조절이 쉽기 때문입니다. 반면에 외부에서의 운동은 의욕만 앞세우다 낭패를 보는 경우가 많습니다. 특히 항암 후 1~2주 사이에는 자신의 생각과 달리 체력이 따라주지 않는 경우도 있으므로 무리한 운동을 해서는 안 됩니다.

09

힘든 마음을 다잡는
항암치료 중 마음 관리
궁금증 5문 5답

암 투병 시 마음도 참 힘듭니다.
어떻게 마음 관리를 해야 할까요?
가장 중요한 마음 관리는 스트레스 관리입니다.
암 발생 원인 중 스트레스가 차지하는 비중이 크기 때문입니다.

Q 암 투병에 있어 마음 관리가 중요한 이유는 무엇입니까?

A "암은 앎이다."라는 말이 있듯이 암이 올 수밖에 없었던 원인을 찾아야 하는데, 대부분의 암 환자는 스트레스가 큰 원인이기 때문에 마음 관리가 매우 중요합니다.

Q 항암치료 시 마음 관리는 어떻게 해야 하나요?

A 사실 항암치료 시 마음 관리는 매우 어렵습니다. 필자는 암 환

자들에게 마음 관리는 스스로의 힘으로는 불가능하기 때문에 전문가의 도움을 받는 것이 좋다고 강조합니다. 오랜 습관을 바꾸기란 정말 어려운 일입니다. 마음은 태어날 때부터 형성되어 왔기 때문에 습관 바꾸기보다 훨씬 더 어려울 수 있습니다.

따라서 스스로 마음 관리를 하려 시도하지 말고 전문가와 상담하든지, 전문가가 추천하는 마음 관리 방법을 배워서 계속적으로 실천해 나가야 마음 관리가 가능합니다.

Q 항암치료 시 마음 관리에 웃음치료나 예술치료 등도 도움이 된다고 하던데 정말인가요?

A '레몬 상상'을 해보면 우리의 육체가 얼마나 마음에 의해 좌우되는가를 잘 알 수 있습니다. 레몬을 씹는 상상만 해도 입에 침이 고입니다. 실제로 마음을 잘 관리하면 암 치료에 큰 효과가 있습니다. 마음을 관리하여 육체의 질병을 치료하는 분야를 '심신의학'이라고 하며, 여기에는 예술치료, 웃음치료, 명상, 태극권, 이완요법 등이 포함됩니다. 특히 웃음은 직접적으로 면역을 상승시키는 간단하면서도 효과적인 방법이므로 날마다 자주 웃는 것이 중요합니다.

Q 항암치료로 몸도 마음도 괴롭고 고통스러운데 웃음이 나올까요?

A 우리의 뇌는 진짜와 가짜를 구분하지 못합니다. 그래서 진짜로 웃든 가짜로 웃든 우리의 뇌는 즐거운 상황이라고 인식하여 '엔도르핀'이라는 면역 향상 물질을 분비하게 됩니다. 몸이 괴롭고 기분이 언짢아

도 억지로라도 웃으면 면역 증진에 도움이 된다는 것이 바로 웃음치료의 원리입니다.

> **Q** 이완요법은 무엇인가요?

A — 말 그대로 근육, 신경, 심혈관계 등의 긴장 상태를 풀어줌으로써 각종 심신 증상을 해소하는 방법입니다. 복식호흡, 명상, 기공, 참선, 기체조 등을 통해 이완할 수 있습니다. 특히 눕거나 앉아서 조용한 음악을 들으며 온몸의 긴장을 하나씩 풀어나가는 이완요법은 누구나 쉽게 실천할 수 있지만, 수련이 필요한 방법으로 '아우토겐 트레이닝'이라는 효과적인 이완 방법도 있으니 참고하시기 바랍니다.

TIP **아우토겐 트레이닝이란?**

아우토겐 트레이닝(Autogenic Training)은 몸과 마음을 스스로 이완시키는 자기 최면형 이완법입니다. 아우토겐 트레이닝의 핵심 원리는 자기 암시 문장을 반복하면서 몸을 이완시킵니다. 조용한 곳에서 편안하게 앉거나 누워서 다음 문장을 반복합니다.

1 팔과 다리가 무겁다
2 팔과 다리가 따뜻하다
3 심장이 규칙적으로 뛴다
4 호흡이 편안하다
5 배가 따뜻하다

이런 감각에 집중하면 교감신경이 이완되고, 부교감신경이 활성화되면서 스트레스 감소, 불안 완화 등에 효과가 있습니다.

CHAPTER 2
통합 암치료 똑똑한 활용법

암세포 파괴하는
고주파 온열치료
궁금증 14문 14답

고주파 온열치료는
백혈병을 제외한 모든 암에 효과적인 치료법입니다.
암세포를 선택적으로 골라서 파괴하기 때문에
안전한 치료법이기도 합니다.

Q 박사님, 고주파 온열치료가 무엇인가요?

A 쉽게 설명하면 고주파로 몸속 깊숙이 열을 전달하여 정상 조직의 손상 없이 암세포만 파괴할 수 있는 치료법입니다.

Q 우와, 어떻게 그럴 수가 있죠?

A 고주파는 전류입니다. 그렇다고 감전될 정도로 파워풀한 것은 아니고, 민감한 사람도 느끼기 어려울 정도로 미약한 전류입니다. 그러

나 고주파도 전류이기 때문에 전류가 잘 흐르는 전도체를 만나면 사막에서 오아시스를 발견한 듯 힘차게 달려갑니다.

암세포는 빨리 성장하기 때문에 신진대사가 매우 활발하고, 그 결과 전류가 잘 흐르는 이온을 많이 생산합니다. 따라서 고주파는 정상세포는 거들떠보지도 않고 암세포로 돌진합니다. 그래서 정상세포에 미치는 영향은 매우 작습니다.

Q 고주파 온열치료 시술을 받으면 뜨겁지 않나요?

A 뜨겁지는 않습니다. 고주파 온열치료의 특징은 피부 온도는 38℃ 미만으로 유지하고, 몸속 온도는 암세포를 죽일 수 있도록 42.5℃ 이상 올릴 수 있습니다. 하지만 몸속에 고열이 들어가기 때문에 온열치료를 받은 후에는 찜질방을 다녀온 것처럼 땀이 나고 화끈거리거나 나른할 수도 있습니다.

Q 고주파 온열치료는 모든 암에 유효한가요?

A 백혈병 이외의 모든 암에 효과적입니다. 특히 수술하기 어려운 깊숙이 자리 잡은 암이나 방사선치료가 듣지 않는 육종 등에도 효과적입니다. 한편 뇌암의 경우 항암제가 뇌혈관 관문을 통과하기 어려운데 고주파 치료로 뇌혈관 장벽을 느슨하게 해줄 수 있어 항암치료와 병행하면 좋습니다. 또한 복강 내로 암이 전이된 경우 항암제도 안 듣고 수술이나 방사선치료가 거의 불가능하지만 고주파는 암 조직에만 선택적으로 작용하는 특성이 있어서 반복적인 치료가 가능합니다.

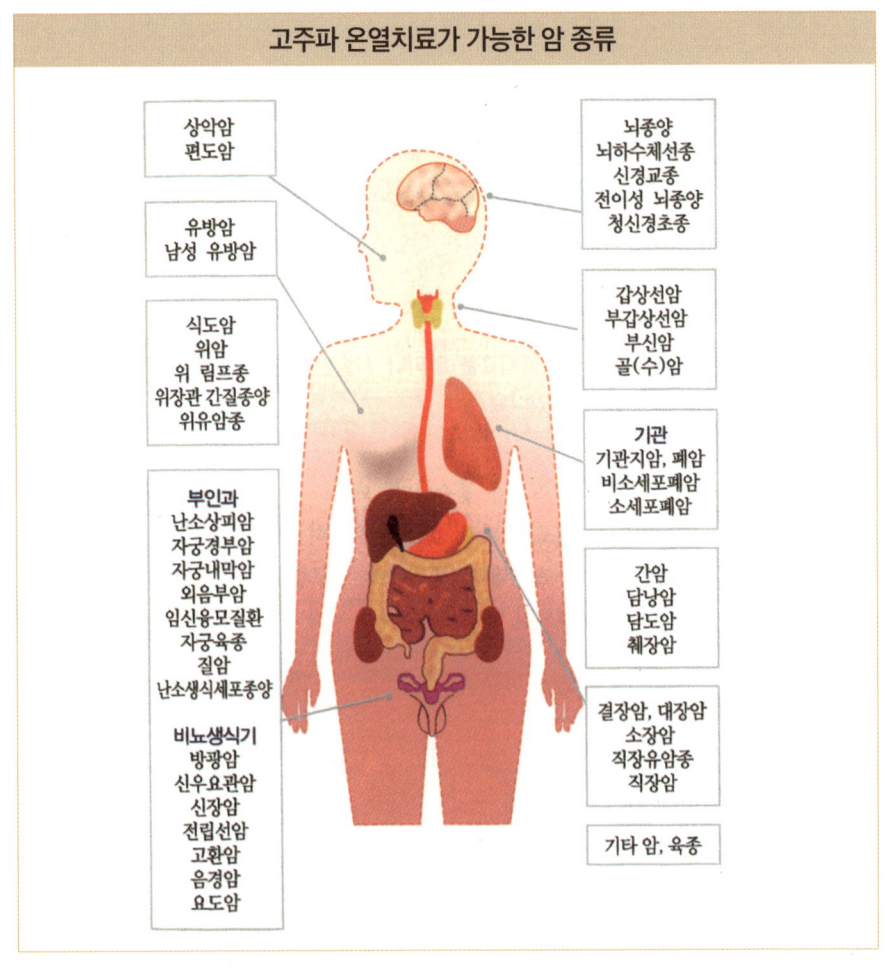

고주파 온열치료가 가능한 암 종류

**상악암
편도암**

**유방암
남성 유방암**

**식도암
위암
위 림프종
위장관 간질종양
위유암종**

부인과
난소상피암
자궁경부암
자궁내막암
외음부암
임신융모질환
자궁육종
질암
난소생식세포종양

비뇨생식기
방광암
신우요관암
신장암
전립선암
고환암
음경암
요도암

**뇌종양
뇌하수체선종
신경교종
전이성 뇌종양
청신경초종**

**갑상선암
부갑상선암
부신암
골(수)암**

**기관
기관지암, 폐암
비소세포폐암
소세포폐암**

**간암
담낭암
담도암
췌장암**

**결장암, 대장암
소장암
직장유암종
직장암**

기타 암, 육종

Q 그렇게 효과가 좋다면 왜 대학병원에서는 시술하지 않는 거죠?

A 대학병원에서는 수술, 항암, 방사선치료만 표준치료로 채택하고 있습니다. 다른 치료법에 대해서는 현대의학으로 인정하지 않고 있습니다. 새롭게 개발되고 효과가 좋은 치료법들이 계속 소개되고 있고, 많은

의사들도 관심을 가지고 있지만 아직 치료 효과의 근거가 부족합니다. 따라서 표준치료를 제외하고 다른 방법으로 암 환자를 치료하는 것은 도의적으로 문제가 될 수 있습니다.

그렇지만 표준치료와의 병행요법에 대한 연구 결과는 아주 많이 나와 있으며, 효과도 좋은 것으로 발표되고 있습니다. 고주파 온열치료를 시행하는 대학병원도 증가하고 있습니다.

> **Q** 제 담당의사는 항암치료 기간 동안 아무것도 하지 말라고 하던데, 고주파 치료를 받아도 될까요?

A 물론 담당의사의 지시를 잘 따르는 것이 원칙입니다만, 담당의사가 고주파에 대해 잘 알면서 하지 말라는 것과 잘 모르고 하지 말라는 것은 큰 차이가 있다고 생각합니다. 고주파 온열치료에 대해 잘 모르는 의사들이 절대 다수인 현 상황에서 볼 때, 정상 조직에는 아무런 영향을 미치지 않는 고주파 온열치료를 하지 말라는 것은 고주파 온열치료를 이해하지 못하고 있기 때문입니다.

의사들은 매우 보수적이고 근거중심주의이기 때문에 확실한 근거가 발표되기 전에는 대부분의 의사들이 반대할 것으로 판단됩니다. 고자세의 현대의학주의자에게 순한 양처럼 끌려가기보다는 통합의학의 가슴 벅찬 감

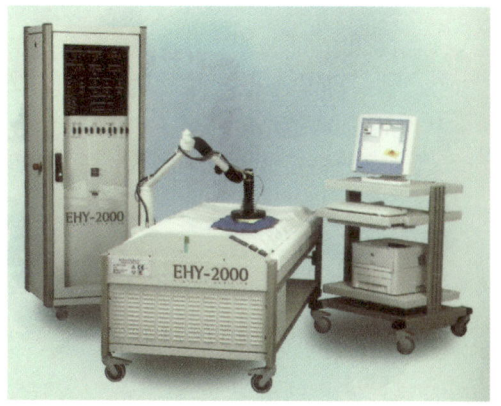

동을 느껴 보시길 바랍니다.

Q 고주파 온열치료를 얼마나 시술받아야 효과가 있나요?

A 많이 받을수록 효과가 좋습니다. 왜냐하면 고주파에 의한 암세포의 파괴 효과가 서서히 나타나기 때문입니다. 일반적으로 주 2~3회를 시술하여서 10~15주 이상 받으셔야 합니다.

고주파 온열치료기 종류

온코써미아	세계 시장 점유율 1위의 신뢰 높은 장비
네오써모스	온코써미아와 셀시우스의 장점을 결합 치료 온도를 직접 측정 가능
라파고	신체에 닿지 않고도 치료 가능한 장비 진공관식이라 목표 온도 바로 설정 가능
BSD-2000	미국 장비라서 FDA 통과 강력하지만 가슴 이하에만 시행 가능
셀시우스	독일산 장비. 고정식 전극
써모트론	일본의 전자 기술로 개발한 독특한 장비

Q 찜질방이나 한증막에 가면 처음에는 열에 매우 민감하지만 나중엔 참기 어렵던 높은 온도에서도 잘 견디게 되잖아요. 암세포도 온열치료에 대해 저항성을 가지지는 않나요?

A 참 좋은 질문입니다. 그것을 '열 내성(Heat Tolerance)'이라고 하며, 이것은 열충격단백질(Heat Shock Protein, HSP)의 생성 때문입니다. 고열에 노출되면 열에 대항하는 단백질이 만들어지기 때문에 열에 내성이 생기

는 것입니다. 이러한 HSP의 생성을 막기 위해서는 최소 24시간의 간격을 두고 시술하는 것을 원칙으로 합니다.

Q 일부 병원에서는 매일 하기도 한다던데요?

A 4기 암 환자의 경우 암 병소가 여러 곳에 있어서 여러 부위를 격일제로 하다 보면 매일 시술하기도 합니다. 심한 경우에는 하루에도 몇 차례 하기도 하지만, 같은 병소는 최소 24시간의 간격을 두고 시술해야 합니다.

Q 고주파 온열치료의 경우 보험 적용이 됩니까?

A 비급여 항목을 건강보험 체계 안으로 일부 편입해 정부가 가격과 기준을 관리하는 새로운 급여 형태인 '관리급여' 항목입니다. 전체 진료비의 약 95%를 환자가 부담하지만 실비보험의 적용을 받을 수 있습니다.

Q 고주파 온열치료를 하기 좋은 시기가 있습니까?

A 어느 때든 치료 효과를 볼 수 있지만 항암치료나 방사선치료와 병행할 것을 권유합니다. 그리고 암을 진단받고 수술을 기다리는 동안 넋 놓고 기다릴 것이 아니라 고주파 치료와 함께 통합의학적인 치료를 하여 암 종괴의 크기를 줄이는 노력을 하는 것이 바람직합니다. 현대의학적 표준치료가 듣지 않는 경우 치료 불가 판정을 받지만, 이때에도 고

주파 온열치료와 함께 다양한 통합의학적 치료를 통해서 회생할 가능성이 있으니 희망을 잃지 말고, 적극적으로 치료하십시오.

Q 고주파 온열치료를 하면 안 되는 경우도 있습니까?

A 고주파 온열치료는 전기를 이용하는 것이기 때문에 전기에 의해 영향을 받을 수 있는 인공심박동기를 착용 중인 경우에는 절대 안 됩니다. 전기는 금속을 만나면 고열이 발생하기 때문에 금속 재료의 의료장비나 재료가 들어 있는 부위에도 시술이 곤란합니다. 인공보형물이 있는 경우에도 주의를 요합니다.

Q 고주파 온열치료를 할 경우 부작용은 없나요?

A 치료 시 주의사항만 잘 지킨다면 부작용은 없습니다. 다만 아주 드문 경우 햇빛에 그을려 생기는 정도의 1도 화상이 생길 수 있으며, 치료 후 몸이 나른하거나 피곤할 수 있습니다.

Q 고주파 온열치료와 함께 하면 좋은 치료는 뭐가 있나요?

A 어떤 치료든 동시에 시행할 수 있지만 비타민 C 정맥주사나 셀레나제 주사 등 면역 증강 치료를 받으면 좋습니다.

면역력 높이는
면역세포치료(이뮨셀)
궁금증 4문 4답

면역세포치료는
면역력을 높이는 이상적인 치료입니다.
환자의 혈액을 채취해서 혈액 속에 존재하는
면역세포를 분리한 후 특수 공정을 거쳐
면역세포의 기능을 강화해 환자에게 투여하는 방식입니다.

Q 면역세포치료는 무엇인가요?

A 환자의 혈액에서 면역세포를 가려내어 활성화시키고 배양해서 500배 정도로 숫자를 불려서 다시 투여하는 치료법인데 직접적으로 면역을 올려주는 이상적인 치료라 할 수 있습니다.

Q 면역세포치료의 효과는 어느 정도입니까?

A 연구 문헌에는 67% 정도의 치료 효과가 있다고 되어 있지만, 필

자가 경험하기로는 약 30% 정도의 효과가 있는 것 같습니다. 효과가 있는 경우에는 매우 극적인 결과를 만들어서 거의 빈사 상태에 있던 환자가 기사회생하는 경우도 있었으므로 확률에 신경 쓸 필요는 없다고 생각합니다.

> ### TIP 면역세포치료제의 간암 치료 효과
>
> 서울대학병원 소화기내과 윤정환, 이정훈 교수팀의 연구에 따르면 간암 환자의 혈액에서 만든 면역세포치료제가 간암 재발률을 약 40%, 사망률을 약 80% 낮추는 것으로 나타났습니다. 간암세포 제거 후 면역세포치료제 투여 시 재발률은 37%, 사망률은 79% 감소했습니다.

Q 면역세포치료는 어떤 경우에 시행합니까?

A 암 투병은 암세포와 면역세포 사이의 싸움입니다. 암세포의 숫자를 획기적으로 줄여줄 수 있는 방법이 수술과 방사선치료이지만, 항암치료는 암세포와 정상세포 둘 다 감소시키기 때문에 항암치료 후 떨어진 면역을 올리기 위해 배양한 면역세포를 투여해 주는 것은 매우 이상적입니다. 항암제의 약효가 없어지는 항암 3~5일 후부터 언제든지 면역세포를 투여할 수 있습니다.

Q 면역세포치료의 경우 부작용은 없나요?

A 자신의 혈액이기 때문에 원칙적으로는 부작용이 없습니다만, 많

은 면역세포를 갑자기 투여하기 때문에 가벼운 면역반응으로 발열이 있을 수도 있습니다. 이럴 경우에도 해열제 1알 정도로 잘 조절됩니다.

TIP 면역세포치료제 '이뮨셀'

현재 우리나라에서 허용된 면역세포치료제는 T세포 치료제인 '이뮨셀'입니다. 첨단재생의료법의 통과로 조만간 NK세포치료나 수지상세포치료 등도 허용될 전망입니다.

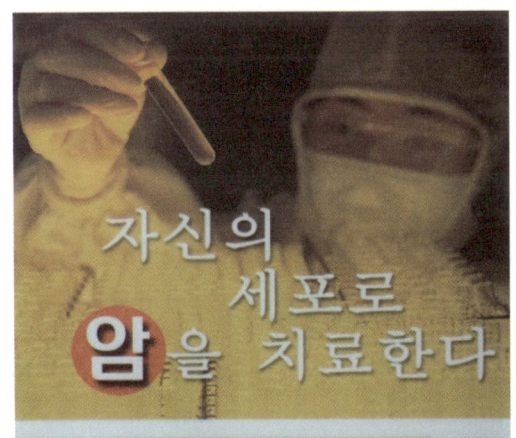

자신의 세포로 **암**을 치료한다

항암면역세포치료란?

사람의 살아있는 세포를 이용하여 질병을 치료하는 세포치료(cell therapy) 입니다.

치료를 받고자 하는 암환자에게 20ml 가량의 혈액을 채취, 혈액 속에서 존재하고 있는 면역세포를 분리한 후 특수공정을 통해 암세포만을 선택적으로 대응하도록 면역세포의 기능을 강화시키고 그 수를 1,000배 이상 늘려서 시행하는 개인별 환자 맞춤항암치료입니다.

면역세포 활성화시키는
티모신 알파1 주사
(자닥신, 싸이케어, 헤리, 이뮨알파 등)
궁금증 4문 4답

티모신 알파1 주사는
면역세포를 활성화시켜 면역 증강 작용이 있는 주사제입니다.
암 치료에 널리 활용되고 있습니다.

Q 티모신 알파1 주사는 무엇인가요?

A ── 티모신 알파1 주사는 흉선추출물로 T세포나 NK세포 등 면역세포를 활성화시켜 면역 증강 작용이 있습니다. 만성간염 치료의 보조제로 많이 사용되던 약제인데, 면역 증강 작용 때문에 최근에는 암 치료에도 널리 쓰이고 있습니다.

따라서 티모신 알파1 주사는 면역을 과도하게 자극하는 약이 아니라 면역 기능을 조절, 보강하는 주사라고 할 수 있습니다. 암 치료에서 보조요법으로 활용하면 도움이 됩니다.

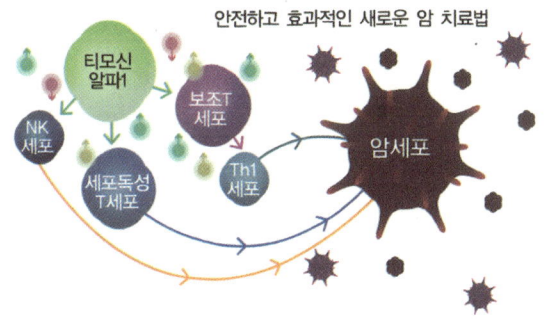

티모신 알파1의 작용 기전

안전하고 효과적인 새로운 암 치료법

1. 면역력 증강작용
　① 림프구 성숙 촉진 및 T세포 기능 강화(NK세포, 보조T세포, 세포독성T세포)
　② 면역조절 사이토카인 (Cytokine) 증가(IL-2, IFN-α, IFN-ɤ)

2. 바이러스 또는 암세포 억제 작용
　① MHC 클래스 1 표면 항원 발현 증가
　② 바이러스성 세포 복제 및 성장 억제

Q　티모신 알파1 주사의 효과는 어느 정도인가요?

A　티모신 알파1 주사는 면역 증강 작용이 있으며, 특히 항암치료로 인한 부작용의 해소에 매우 유용하므로 항암치료 기간 중 투여하는 것이 좋습니다.

Q　티모신 알파1 주사는 어떻게 투여하나요?

A　티모신 알파1 주사는 피하 및 근육주사이므로 배나 엉덩이에 맞습니다. 미슬토 주사와는 달리 부작용이 거의 없기 때문에 큰 불편감

없이 맞을 수 있습니다. 보통 1주에 2회 주사하기 때문에 매우 간편한 치료인데, 항암치료 부작용의 개선에 효과가 좋으므로 환자들에게 인기가 좋은 치료제입니다.

Q 티모신 알파1 주사의 부작용은 없나요?

A 면역 계통 주사이기 때문에 약간의 부작용이 있을 수도 있으나 대부분 매우 경미하므로 걱정할 필요가 없습니다. 임상연구에서는 보통 투여량의 800배 정도에서도 특이한 부작용이 관찰되지 않았을 정도로 매우 안전한 약제입니다.

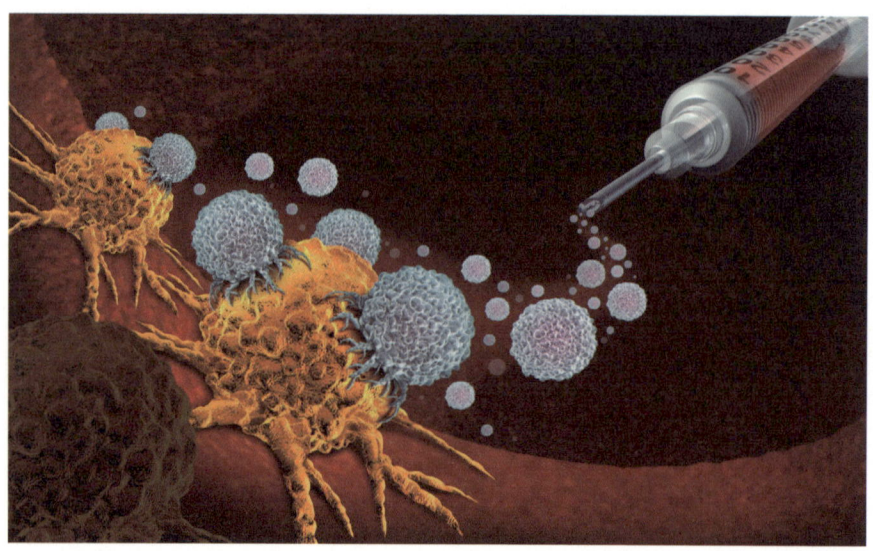

04

면역 증강제
미슬토 주사
궁금증 3문 3답

미슬토 주사는 면역력을 높여주고
항암치료의 부작용을 크게 개선시켜 주는 효과가 있어서
주목을 받고 있습니다.

Q 미슬토 주사는 무엇인가요?

A 미슬토는 겨우살이의 영어입니다. 독일어로는 '미즐토'라고 합니다. 나무에 기생하는 기생식물로 면역 증강제입니다.
헬릭소, 압노바비스쿰, 이스카도르 등의 제품
이 있는데, 제조 공법은 서로 다르지만 미슬
토를 재료로 만드는 것이기 때문에 성분은
똑같으나 부작용의 정도에 차이가 있습니다.

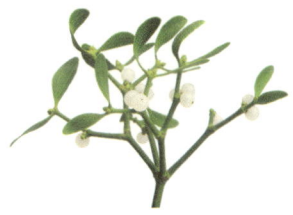

Q   미슬토 주사는 어떤 효과가 있나요?

A   미슬토에는 매우 다양한 성분들이 있는데, 그중 렉틴과 비스코 톡신이라는 성분이 주작용을 합니다. 면역 증강 및 항암치료의 부작용 개선 효과가 있고, 암 환자의 삶의 질 향상에 도움을 줍니다.
이 두 성분은 위에서 분해되기 때문에 경구 복용으로는 효과가 없고 반드시 주사를 맞아야 합니다.

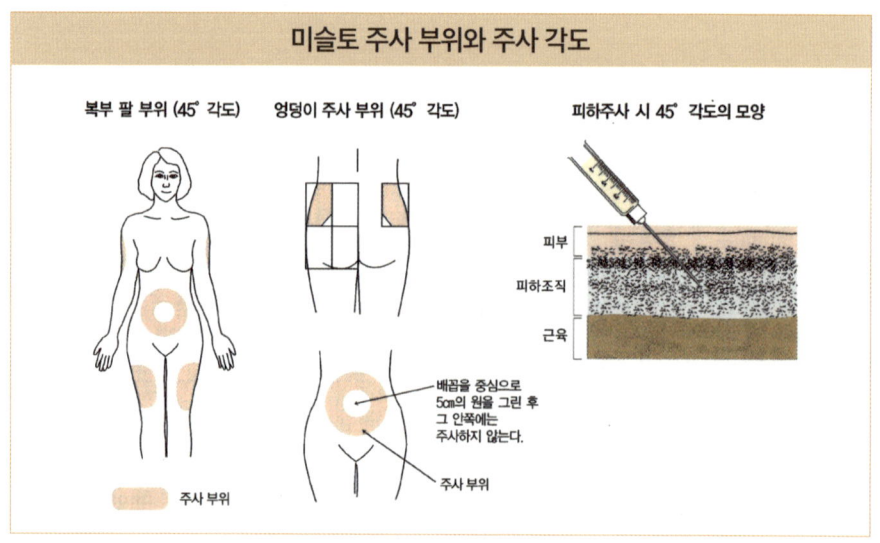

미슬토 주사 부위와 주사 각도

복부 팔 부위 (45° 각도)   엉덩이 주사 부위 (45° 각도)   피하주사 시 45° 각도의 모양

피부
피하조직
근육

배꼽을 중심으로 5㎝의 원을 그린 후 그 안쪽에는 주사하지 않는다.

주사 부위   주사 부위

Q   미슬토 주사를 맞은 부위가 빨갛게 부어오르고 통증을 느끼는 사람들이 많다던데요?

A   미슬토는 단백질이기 때문에 달걀처럼 알레르기 반응이 생길 수 있습니다. 특히 면역작용이 강한 경우에는 더 심하게 반응이 일어나서

힘들게 만듭니다. 맞은 부위가 빨갛게 붓거나 가렵거나 아프게 됩니다. 가려운 경우에는 얼음이나 찬물로 냉찜질, 아픈 경우에는 온찜질을 하는 것이 좋으며, 주사 직후부터 계속 잘 문질러주는 것이 부작용을 줄여주는 요령입니다.

주사 부위가 직경 5cm 이상 빨갛게 부어오른 경우에는 용량을 줄이든지 1주일가량 쉬는 것이 좋습니다.

TIP 미슬토의 항암 효과

미슬토는 1920년부터 본격적으로 개발되었으며, 부작용이 거의 없습니다. 미슬토는 기존 치료와 병행 시 치료 효과를 높여주고 부작용을 감소시킵니다.

부작용 감소
미슬토는 항암제 치료 및 방사선 치료 시 발생하는 부작용을 감소시킨다.

상승작용
미슬토는 기존 치료와 병행 시 치료 효과를 높여준다.

미슬토

재발 방지
미슬토는 수술 후 전이 및 재발을 방지하는 데 효과적이다.

엔도르핀 생성
미슬토는 베타-엔도르핀 분비를 촉진시켜 정신적, 육체적 행복감을 향상시킨다.

삶의 질 향상
말기암 환자의 경우 삶의 질(통증 완화, 식욕 증진, 체중 증가, 편안한 수면 등)을 향상시켜 준다.

미슬토 주사 종류

압노바비스쿰	자연에서 채취한 재료로 직접 제조하여 효과는 강력하나 부작용도 큼 A: 폐암　M: 여성암　Q: 소화기암　F: 전이암
이스카도	원재료를 발효시켜 효과는 약간 낮으나 부작용을 줄인 제품 M: 여성암　QU: 기타 암
헬릭소	원재료를 진탕시킨 물로 만들어 부드럽고 부작용도 거의 없어 정맥주사, 흉강·복강 내 주사가 가능(헬릭소M 100mg) M: 여성암　A: 기타 암

함량 비율

헬릭소	1	5	10	20	30	50	100
압노바	0.02		0.2		2		20
이스카도	0.01		0.1		1		10

미슬토의 주요 효능	면역 증진으로 암에 대한 저항력을 높임
	암세포의 성장 지연 및 전이의 기회를 줄임
	화학요법 및 방사선요법의 효과 증진
	통증 완화 및 컨디션 회복으로 삶의 질 개선
	암의 재발 방지
	생존 기간 연장

05

면역 강화제
셀레나제
궁금증 5문 5답

셀레나제는
항암치료나 방사선치료의 부작용을 감소시키고
면역력을 높이는 데 효과가 좋습니다.

Q 셀레나제는 무엇인가요?

A 1998년 셀레늄이 암 치료에 큰 효과가 있다는 것이 밝혀졌습니다. 특히 무기 셀레늄은 작용이 신속하여 무기 형태로 투여하는 것이 좋은데, 무기 셀렌산나트륨이 바로 셀레나제입니다.

Q 브라질넛, 유기 미네랄 건강보조식품 등의 유기 셀레늄은 효과가 없나요?

A 유기 셀레늄을 투여하면 무기 셀레늄으로 분해되는 과정을 거쳐

야 하는데, 이 과정에 걸리는 시간이 길고, 바뀌는 비율이 높지 않으므로 효과가 낮을 수밖에 없습니다.

> **Q** 셀레나제를 경구 복용하기도 하던데요?

A ─ 셀레나제는 생체 이용률이 매우 높기 때문에 주사와 경구 복용의 흡수율 차이가 거의 없으므로 굳이 주사로 맞을 필요 없이 경구로 투여해도 됩니다. 주사제는 500mcg이고 경구제는 100mcg이며, 보통 1일 200~500mcg을 투여합니다.

> **Q** 셀레나제의 효과는 무엇입니까?

A ─ 항암치료나 방사선치료의 부작용을 감소시키고, 면역 증강 작용이 있으며, 림프부종의 치료에도 효과가 좋다고 알려져 있습니다. 독일에서는 패혈증으로 사망이 임박한 환자에게 셀레나제 고용량을 지속적으로 투여하여 좋은 결과가 있었다고 보고될 정도로 면역 증강에 큰 효과가 있는 것으로 알려져 있습니다.

> **Q** 비타민 C와 셀레나제가 서로 작용을 방해한다고 들었는데요?

A ─ 비타민 C가 셀레늄의 흡수를 방해하기 때문에 비타민 C와 셀레나제의 투여에 1시간 정도의 시간차를 두는 것을 원칙으로 하고 있습니다.

▶ **고농도의 셀레나제 투여는 암 발병을 억제시킨다.**

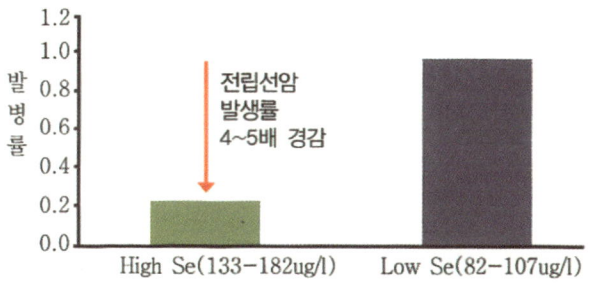

전립선암
발생률
4~5배 경감

진단 전 혈중 셀레나제 양

▶ **셀레나제 투여는 면역반응(특히 NK-cell)을 증가시킨다.**

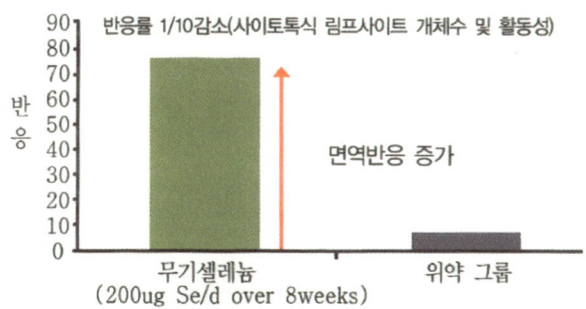

반응률 1/10감소(사이토톡식 림프사이트 개체수 및 활동성)

면역반응 증가

무기셀레늄
(200ug Se/d over 8weeks)

위약 그룹

▶ **셀레나제 투여는 방사선치료의 부작용을 경감시킨다.**

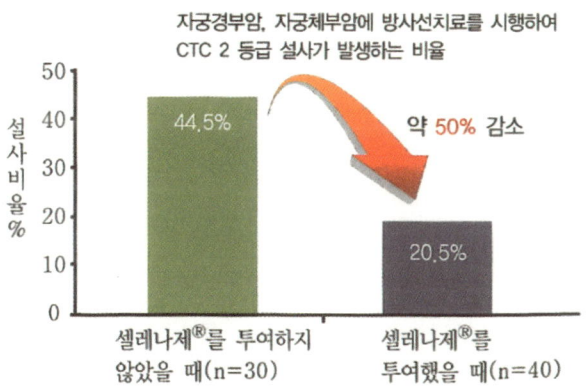

자궁경부암, 자궁체부암에 방사선치료를 시행하여
CTC 2 등급 설사가 발생하는 비율

약 50% 감소

44.5%

20.5%

셀레나제®를 투여하지
않았을 때(n=30)

셀레나제®를
투여했을 때(n=40)

06

암세포 죽이는
비타민 C
궁금증 8문 8답

비타민 C를 먹기만 해서는 암세포를 죽일 수가 없습니다.
정맥주사를 맞을 때 암세포를
사멸시키는 효과가 있습니다.

Q 비타민 C 주사는 무엇입니까?

A 비타민 C가 강력한 항산화 작용이 있다는 것은 많이 들어 보셨을 겁니다. 한꺼번에 많은 양을 주입하기 위해서는 비타민 C를 정맥주사 해야 합니다.

Q 약으로 먹으면 되는데 왜 굳이 주사까지 맞아야 할까요?

A 비타민 C를 경구 복용해서 도달할 수 있는 혈중 농도로는 면역 증강 작용도 미약하고 암세포를 죽일 수가 없습니다. 제대로 효과를 낼

정도의 고농도로 올리려면 정맥주사를 해야 합니다. 입으로 복용하면 일정 농도까지만 올라가고 더 먹어도 설사로 배설되고 맙니다.

Q 정맥으로 맞고 또 경구로도 복용해야 한다고 하던데요?

A ─── 그렇습니다. 정맥으로 맞으면 바로 고농도의 혈중 농도를 유지할 수 있지만, 비타민 C는 수용성이므로 소변으로 배설되어 버리고 혈중 농도가 급격히 하강해 버립니다. 그래서 일정 농도를 유지하기 위해 경구로도 복용해야 합니다.

Q 얼마만큼 주사를 맞아야 하나요?

A ─── 항암치료 중일 때는 항산화 작용 및 면역 증강 효과를 위해 10g 정도를 주 2회 맞지만, 암세포를 죽이기 위해서는 혈중 농도 400mg/dl 이상을 유지해야 하며, 체중에 1.5를 곱한 양만큼 주사해야 합니다. 예

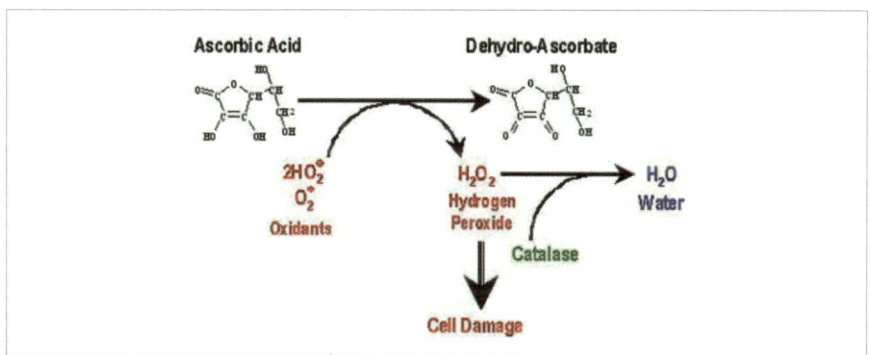

비타민 C가 만든 H_2O_2가 세포를 죽이는데, 정상세포에는 카탈레이스(Catalase : 항산화 효소)가 있어서 H_2O_2를 분해해서 H_2O로 바꿔 손상을 피하고 catalase가 없는 암세포는 치명적인 손상을 입게 된다.

를 들어 60Kg의 사람은 90g 정도를 정맥주사 해야 합니다. 물론 정확한 농도를 측정하기 위해서는 혈액검사로 농도를 체크합니다.

> **Q** 비타민 C는 강력한 항산화 작용이 있어서 활성산소로 작용하는 항암제의 작용을 방해하지 않나요?

A 좋은 질문입니다. 일반적으로 항산화 작용을 하기 때문에 활성산소로 작용하는 항암제의 효과를 중화시킬 것이라는 우려를 많이들

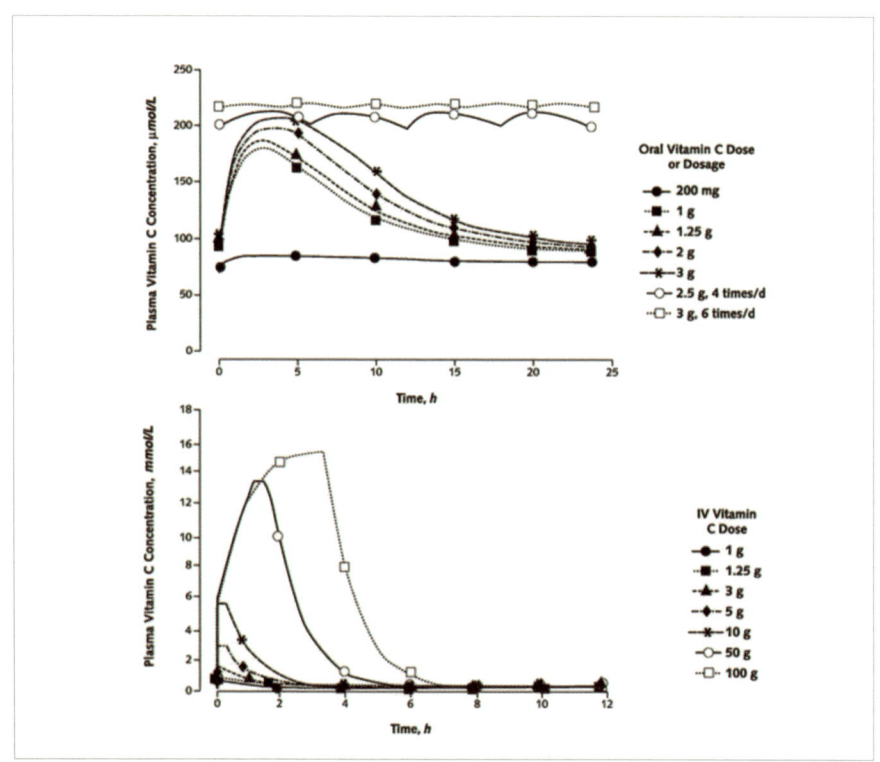

비타민 C의 혈중 농도를 일정하게 유지하려면 6시간마다 2.5g씩 복용해야 하는데 경구 복용으로는 마이크로 몰 정도이지만 정맥주사를 맞으면 밀리 몰 정도로 1천 배 이상의 농도 증가가 된다.

합니다만, 정확하게 말하자면 비타민 C는 항산화 작용이 아니라 활성산소를 촉진하는 작용으로 암세포를 직접 죽이는 효과가 있습니다. 항암제를 방해하는 것이 아니라 도와주는 작용을 합니다.

Q 미용 목적이나 감기 예방 목적으로 투여하는 비타민 C와는 다른 성분입니까?

A 성분은 같습니다. 비타민 C는 다양한 작용을 합니다. 항암작용과 면역 증강 작용 외에도 미백작용으로 피부미용 효과가 있습니다. 구강 점막이나 혈관 내피세포 등 결체조직을 튼튼하게 하는 작용도 있으며, 강력한 항산화 작용도 합니다.

Q 비타민 C를 경구 복용할 때 정제, 가루, 캡슐 중 어떤 것이 좋을까요?

A 비타민 C의 원재료는 가루입니다. 이를 정제로 만들기 위해서는 부형제라는 첨가물이 들어가는데, 많은 양을 복용하는 암 환자는 부형제를 과다 섭취하지 않도록 정제를 피하는 것이 좋습니다. 비타민 C는 산화가 잘 되는데 산화되어 변색되더라도 캡슐 안에 있으면 알 수 없습니다. 그러므로 가루 형태의 비타민 C가 가장 좋습니다.

TIP 비타민 C, 항암치료 종결 후 체중의 1.5배로 투여하는 법

매주 2회씩 30→50→70→90→110으로 증량하여 최고 용량을 주 2회로 두 달간 투여 후 다시 감량하여 50을 주 2회로 계속 유지합니다.

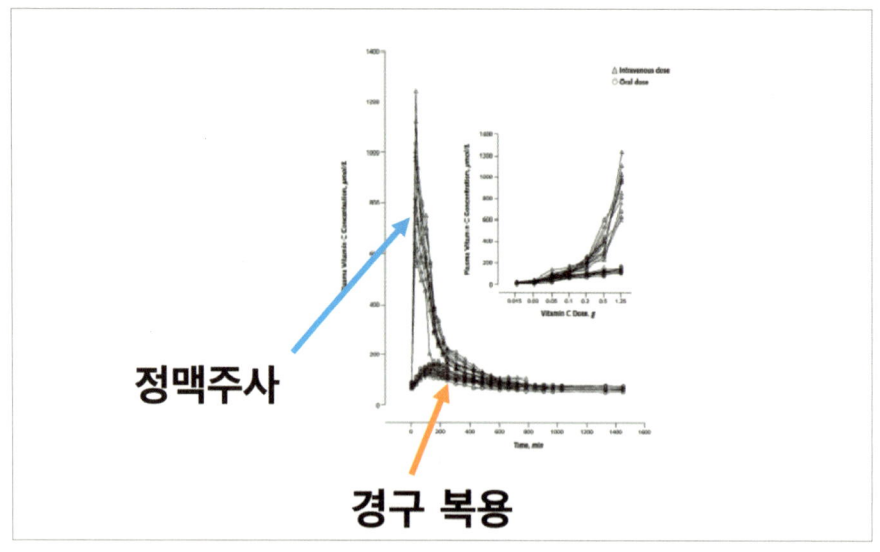

비타민 C는 경구 복용으로는 일정 농도 이상 올릴 수 없고,
정맥주사를 맞아야 일정 수준 이상 올릴 수가 있다.

리포좀 비타민 C의 흡수력이 좋다고 하던데요?

A─ 맞습니다. 최근 여러 가지 영양성분들을 몸에서 흡수가 잘 되는 리포좀 형태로 만들고 있습니다. 리포좀 비타민 C는 일반 비타민 C보다 흡수가 더 잘 됩니다. 그런데 흡수되지 않은 비타민 C는 배설되는 과정에서 장에 유익한 작용을 하기 때문에 무조건 흡수가 잘 되는 것이 꼭 좋은 것은 아닙니다.

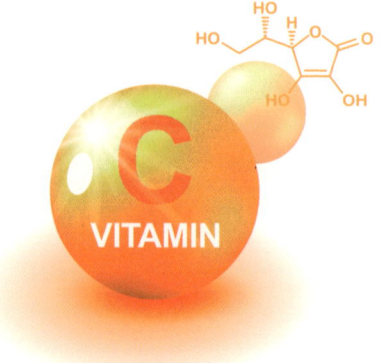

07

암 발생 막는
비타민 D
궁금증 4문 4답

비타민 D가 부족하면
유방암, 대장암, 전립선암, 뇌암, 폐암 등이 걸릴 수 있고,
각종 만성병의 원인이 됩니다.

Q 비타민 D 주사를 왜 맞으라고 하나요? 비타민 D는 햇볕만 쬐면 생성되니 굳이 투여할 필요가 없지 않나요?

A ____ 비타민 D는 햇빛 비타민이라고 합니다. 자외선을 받으면 피부에서 생성되기 때문입니다. 그러나 오늘날 우리나라 사람들의 90%에서 부족한 것으로 밝혀져 있으며, 북반구 지역에서 비타민 D가 생산될 정도로 자외선을 받기 위해서는 4~10월 사이, 낮 12시~2시 사이에 양팔을 노출시켜 30분 정도 햇볕을 쬐어야 하는데, 이렇게 하는 사람들이 거의 없는 걸 보면 당연한 결과라고 하겠습니다.

비타민 D는 뼈 건강에 관계하는 영양소가 아닌가요? 노틀담의 곱추처럼 햇볕을 받지 못한 사람은 비타민 D가 부족하여 뼈가 약해지는 구루병이 생기고 꼽추도 될 수 있는 걸로 배운 기억이 있습니다.

A — 그렇습니다. 비타민 D는 뼈 건강에 좋은 성분입니다. 그뿐 아니라 면역에도 큰 역할을 하는 것으로 밝혀졌으며, 최근 많은 연구에서 비타민 D 부족 시 암 발생이 높은 것으로 발표되고 있습니다.

Q 비타민 D가 부족하면 어떤 암이 잘 생기나요?

A — 비타민 D 부족으로 초래되는 암은 유방암, 대장암, 전립선암, 뇌암, 폐암 등 다양하며, 대부분의 만성병들도 비타민 D 부족과 관련 있는 것으로 보고되고 있습니다.

Q 비타민 D를 어떻게 투여해야 하나요?

A — 정상 혈중 농도는 25ng 이상이라고 되어 있으나, 암을 예방하고 치료하기 위해서는 훨씬 높은 농도인 60~80ng 정도를 유지해야 합니다. 비타민 D를 경구 복용할 수도 있지만 오랜 시간이 소요되기 때문에 20~30만IU 주사제를 투여하면 신속히 치료할 수 있습니다.

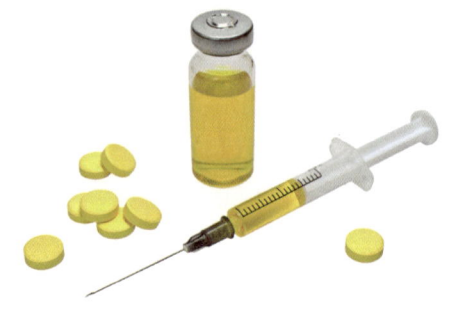

비타민 D 농도와 질환 예방과의 관계

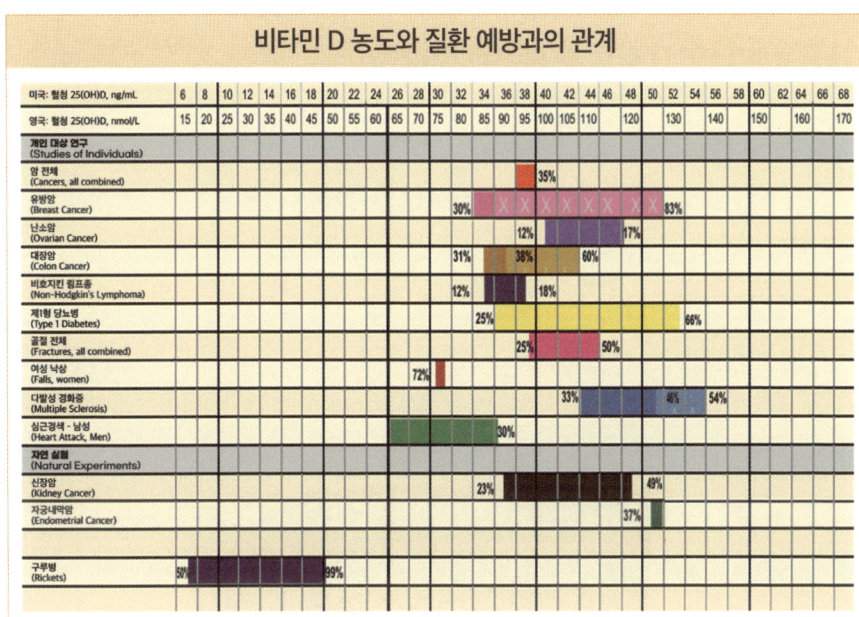

* 비타민 D 혈중 농도가 높을수록 여러 질병 위험이 감소하는 경향을 보임.
출처: Garland CF, Baggerly CA

TIP 비타민 D 결핍일 경우

비타민 D 10만IU 투여로 혈중 농도 10ng을 올리는 것으로 계산하여 보충합니다.

일례로 비타민 D 검사 결과 10ng이면 목표 농도 60ng-10ng=50ng이므로 본디업(20만IU) 2회, 경구제 10만IU를 복용합니다. 그 후 경구제는 계속 복용하면 됩니다.

- 골다공증, 관절염, 골연화증, 골절, 구루병, 뼈/근육 성장부진과 통증
- 고혈압, 당뇨, 동맥경화증, 심근경색증, 뇌졸중
- 인플루엔자, 감기, 결핵
- 우울증, 다발성경화증, 다낭성난소증후군
- 대장암, 유방암, 전립선암

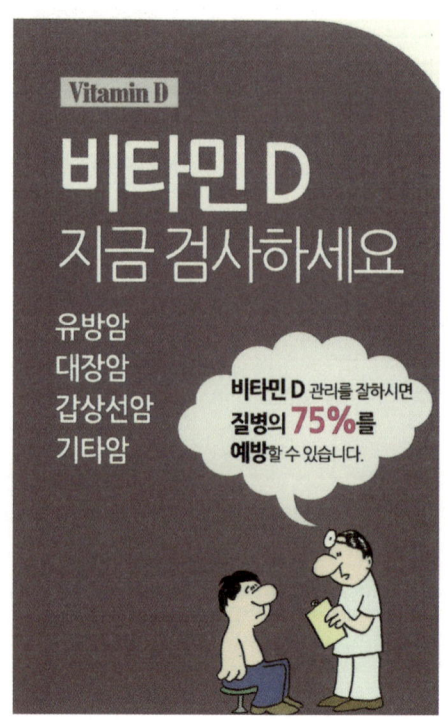

08

강력한 항산화제
글루타치온 주사
궁금증 4문 4답

글루타치온 주사는
면역력을 개선해 주고, 혈액 속의 노폐물을 없애주며,
활성산소와 독소를 제거하는 효과가 뛰어납니다.

Q 글루타치온이 무엇입니까?

A 글루타치온은 글루타메이트, 글리신, 시스테인이라는 3가지 아미노산이 결합된 펩타이드입니다. 간에서의 해독 과정에 매우 중요한 효소로 작용하고, 우리 몸속에서 강력한 항산화제로 매우 중요한 작용을 합니다.

백옥주사라고 들어 보셨죠? 미백 효과가 뛰어나서 미용 목적으로 피부과에서 주사를 맞는 것이 바로 글루타치온 주사입니다.

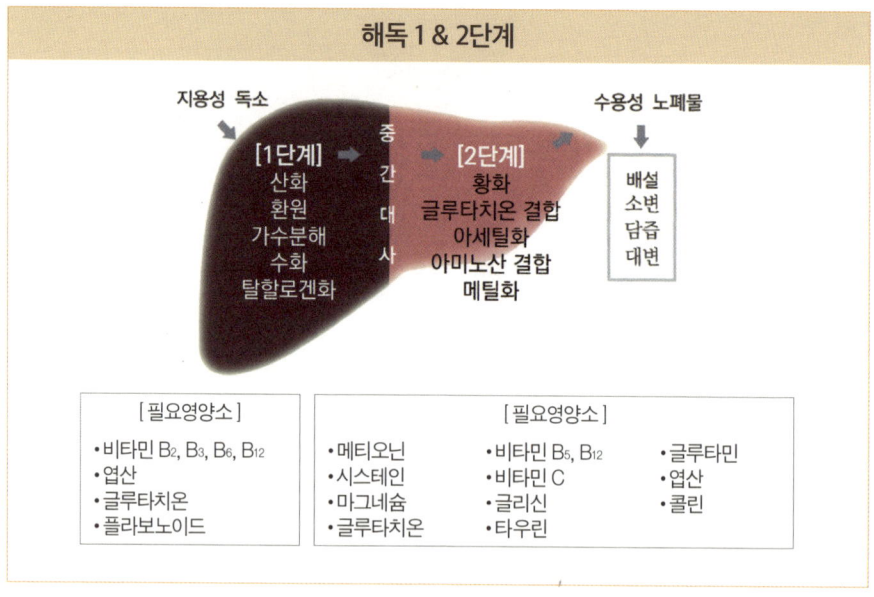

해독 1 & 2단계

지용성 독소

[1단계]
산화
환원
가수분해
수화
탈할로겐화

중간대사

[2단계]
황화
글루타치온 결합
아세틸화
아미노산 결합
메틸화

수용성 노폐물

배설
소변
담즙
대변

[필요영양소]
•비타민 B2, B3, B6, B12
•엽산
•글루타치온
•플라보노이드

[필요영양소]
•메티오닌
•시스테인
•마그네슘
•글루타치온

•비타민 B5, B12
•비타민 C
•글리신
•타우린

•글루타민
•엽산
•콜린

Q 아미노산으로 이루어진 펩타이드라면 몸속에서 생성되는 것인데 굳이 주사를 맞을 필요가 있나요?

A 몸 상태가 안 좋을 때는 글루타치온이 만들어지지 않고 호모시스테인이라는 해로운 물질을 만드는 방향으로 진행되기 때문에 글루타치온을 인위적으로 보충해야 합니다. 글루타치온을 경구 복용하면 위에서 아미노산으로 분해되어 버리기 때문에 반드시 주사를 맞아야 하는 것으로 알려졌었는데, 최근에는 경구로 복용해도 체내 글루타치온치가 상승한다는 연구가 있어서 경구 복용도 추천하고 있습니다.

Q 글루타치온이 면역계에 작용하는 원리는 무엇인가요?

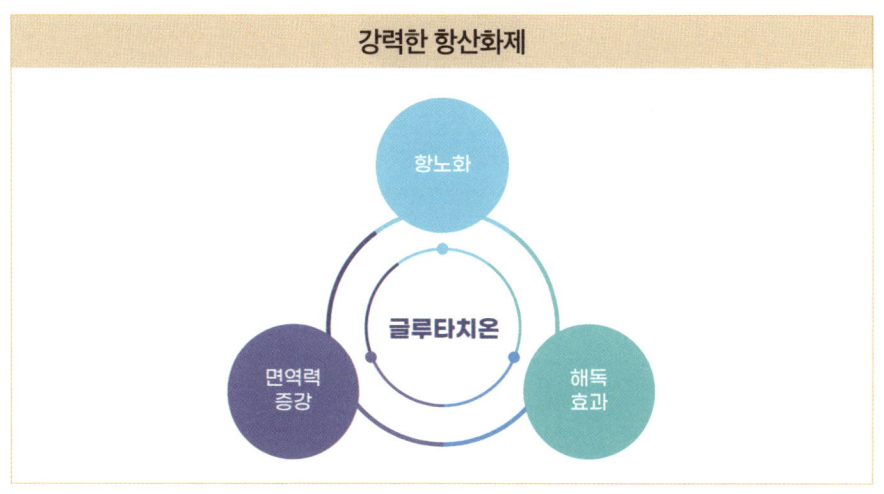

강력한 항산화제

항노화

글루타치온

면역력
증강

해독
효과

A　　경찰이 시위대를 향해 최루탄을 발사하면 시위대뿐 아니라 시민들도 피해를 입습니다. 하지만 시민에게 방독면을 착용시킨다면 시민은 피해를 입지 않을 것입니다. 백혈구가 암과 싸울 때 활성산소를 발사하는데, 이 활성산소가 정상세포에도 악영향을 미칩니다. 이때 글루타치온은 방독면 역할을 할 수 있습니다. 글루타치온이 항산화 작용을 발휘하여 정상세포는 다치지 않도록 보호하는 작용을 하기 때문입니다.

Q　글루타치온이 말초신경염에도 잘 듣는다고 들었는데 정말인가요?

A　　그렇습니다. 항암치료의 부작용으로 말초신경염이 잘 생깁니다. 주 증상은 손발이 차고 시리고 아픈 증상이 생깁니다. 이를 치료할 목적으로 병원에서 프레가발린(뉴론틴, 리리카 등)이라는 약을 처방하지만 별로 좋은 효과를 볼 수 없습니다. 이러한 말초신경염에 글루타치온주사, 물리치료, 침치료 등을 병행하여 좋은 효과를 볼 수 있습니다.

09

'벌떡주사'로 유명한
마이어스칵테일 주사
궁금증 5문 5답

'벌떡주사'로 불리는 마이어스칵테일 주사는
감기 몸살에 걸렸을 때 좋으며, 항암치료 후유증으로
무기력한 경우에도 탁월한 효과가 있습니다.

Q 마이어스칵테일 주사는 무엇인가요?

A '벌떡주사'라고도 불립니다. 피로와 무기력으로 고생하다가 마이어스칵테일 주사를 맞고 벌떡 일어나기 때문에 환자들이 그렇게 부를 정도로 무기력증에 효과가 뛰어납니다.

Q 혹시 몸에 해로운 자극 성분이 들어간 것은 아닌가요?

A 마이어스칵테일 주사는 링거액에 여러 가지 비타민과 미네랄을 적절히 혼입한 수액제이기 때문에 건강에도 유익하고 치료 효과도 발휘

하는 역사에 길이 남을 고마운 주사제라고 할 수 있습니다.

Q 마이어스칵테일이라는 명칭은 왜 사용하나요?

A 미국의 내과의사 존 마이어스가 창안했기 때문에 그 의사의 이름을 따서 마이어스라고 한 것이고, 여러 가지 영양성분을 섞었기 때문에 칵테일이라고 합니다.

Q 마이어스칵테일은 어떤 효과가 있나요?

A 피로, 무기력, 감기, 몸살, 편두통, 아토피, 알레르기성 비염, 천식 등에 특히 효과가 좋습니다. 항암치료로 무기력한 경우에 주사 한 번으로 벌떡 일어날 정도로 매우 신속한 효과를 발휘합니다. 그리고 몸살이 심한 경우 마이어스칵테일에 적절한 약을 혼합하여 주사를 맞으면 매우 신속한 효과를 나타냅니다.

Q 이렇게 좋은 주사가 대학병원에는 왜 없나요?

A 다른 통합의학적 치료도 마찬가지이지만 대부분의 통합의학적 치료들이 과학적 근거는 있음에도 불구하고 아직 현대의학 교과서에는 등재가 되지 않았습니다. 대학병원은 현대의학을 교육하고 연구하는 의료기관이기 때문에 교과서에 실리지 않은 요법들은 하지 않습니다. 마이어스칵테일이나 비타민 C 주사 등은 현재 많은 병의원에서 처방하고 있지만 대학병원에서는 처방하지 않습니다.

마이어스 칵테일 : B_1, B_2, B_3, B_5, B_6, B_7, B_9, B_{12}

칼슘, 마그네슘, 비타민 C

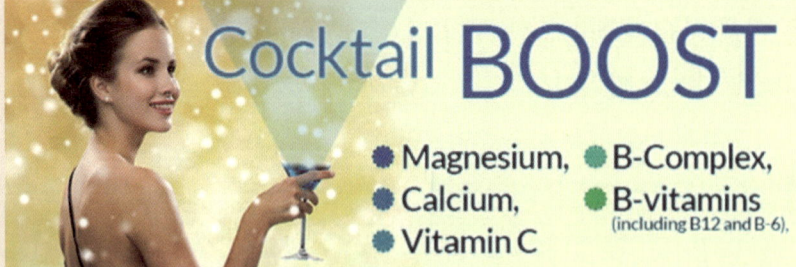

10

해독 주사!
킬레이션 주사
궁금증 6문 6답

킬레이션 주사는
몸속의 중금속을 해독할 목적으로 개발된 주사입니다.
혈액순환 개선 효과가 있고, 항산화 작용도 합니다.

Q 킬레이션 주사가 무엇인가요?

A 우리 몸속의 중금속을 해독할 목적으로 개발된 주사제입니다. 혈액순환 개선 효과와 항산화 작용까지 있어서 암 환자들에게 아주 좋은 해독 주사제입니다.

Q 중금속을 제거하는 다른 방법은 없나요?

A 중금속을 제거하기 위하여 셀레늄, 아연, 클로렐라, 비타민 C 등과 경구 해독제들을 쓰지만 많은 시일이 걸리는데, 킬레이션 주사는 중

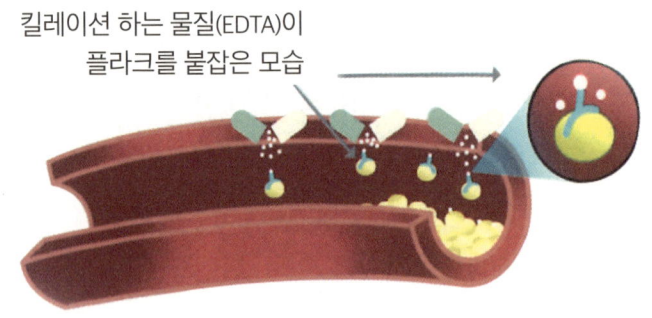

킬레이션 하는 물질(EDTA)이
플라크를 붙잡은 모습

< 킬레이션 하는 물질(EDTA)로 동맥의 혈전을 제거하는 모습 >

금속을 신속하게 제거할 수 있다는 특징이 있습니다.

Q 킬레이션 주사는 어떻게 맞나요?

A ___ 킬레이션 주사는 링거액에 EDTA(킬레이션 하는 물질), 비타민 C, 칼슘, 마그네슘, 비타민 등을 혼합하여 일정한 속도로 한 방울씩 떨어뜨리는 점적 주사를 합니다.

보통 1주에 2회 정도 맞는 것을 원칙으로 하지만 3회까지 맞을 수 있습니다. 증상이 심하지 않을 경우에는 총 20~30회 정도로 해결되지만, 심하거나 식생활 개선을 하지 않는다면 50회 이상 맞아야 할 경우도 있습니다.

Q 킬레이션 주사의 효과를 높이려면 어떻게 해야 하나요?

A　킬레이션 5회에 영양주사 1회 맞는 것을 원칙으로 하되, 영양소가 부족한 경우 1회마다 1회씩 보충해 줘야 하는 경우도 있습니다. 납 과잉 축적이 있는 경우 실비 적용이 될 수 있습니다.

Q　킬레이션 주사를 맞을 때 주의사항은 없나요?

A　킬레이션 주사는 혈관 속의 중금속과 칼슘 플라크 등을 녹여내는 약제입니다. 중금속과 미네랄을 배출시키는데, 미네랄 성분의 영양제나 식품을 섭취하면 킬레이션의 효과를 약화시키고, 혈관 속 중금속을 제거할 수 없게 됩니다. 그러므로 킬레이션 주사를 맞는 당일에는 미네랄 성분의 영양제나 칼슘이 풍부한 우유, 요구르트, 치즈 등을 먹지 말아야 합니다.

그리고 킬레이션 주사로 저혈당이 생길 수 있으므로 될 수 있으면 식후에 맞는 것이 바람직합니다.

킬레이션 주사의 효과를 올리기 위해서는 채식 위주의 식사를 하고, 물을 많이 마시도록 해야 합니다.

Q　킬레이션 주사도 실비보험이 적용되나요?

A　모발 미네랄 검사에서 납의 이상치가 진단되고, 2009년 9월 1일 이후 가입자(표준 실비)의 경우 실비 혜택을 볼 수 있습니다. 이상이 없든지, 있더라도 2009년 8월 이전 가입자의 경우에는 실비 혜택을 볼 수 없습니다.

11

강력한 항산화 작용
알파리포산 주사
3문 3답

알파리포산 주사는 강력한 항산화제로 항암치료제로부터
정상세포를 보호해 주며, 비타민 C 흡수를 증가시켜 줍니다.
비타민 C에 부작용이 있어서 증량하기 어려운 경우
알파리포산과 병행 투여하면 비타민 C 고용량을
맞는 것과 같은 효과를 볼 수 있습니다.

Q 알파리포산이 무엇입니까?

A 알파리포산은 황 함유 아미노산인 시스테인이 분해되는 과정에서 생긴 황 분자와 카프릴산이 결합하여 생성됩니다.

Q 알파리포산 주사의 주요 작용은 무엇입니까?

A 수용성인 비타민 C나 지용성인 비타민 E와 달리 알파리포산은

수용성 및 지용성 여부에 관계없이 모든 조직에 침투해서 비타민 C와 E의 400배에 달하는 강력한 항산화력을 발휘합니다.

Q 알파리포산 주사를 왜 '신데렐라 주사'라고도 부릅니까?

A   알파리포산은 강력한 항산화제로 항암작용, 항염작용 등 여러 가지 작용을 하는데, 체중감소 효과도 있어서 신데렐라처럼 날씬하게 만든다는 의미로 신데렐라 주사라고도 부릅니다.

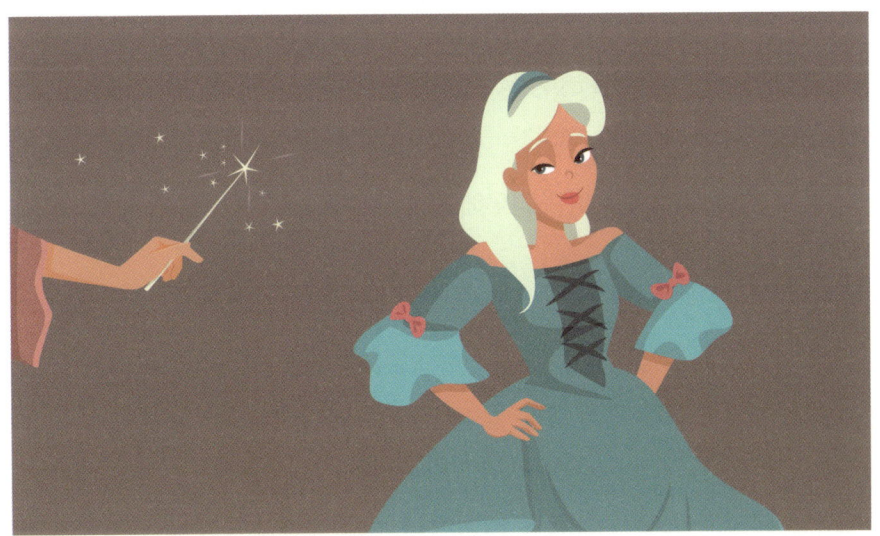

12

종양 억제제
메시마
궁금증 3문 3답

메시마는 상황버섯 균사체로
종양 억제에 도움을 주는 성분으로
등록되어 있어 실비 적용이 거의 확실합니다.
항암치료 시 면역 기능 항진 작용이 있으며,
오장 및 위장 기능 활성화 작용도 있습니다.

Q 메시마가 무엇입니까?

A 메시마는 상황버섯의 자실체로부터 얻어진 순수한 균사체를 대량으로 배양하고 이를 정제·추출하는 과정에서 얻어진 단백다당체를 성분으로 한 항암·면역 기능 증강제입니다.

Q 메시마는 어떤 효능을 나타내나요?

A 소화기암, 간암 환자의 절제 수술 후 항암치료에 의한 면역 기능의 항진, 자궁출혈 및 대하, 월경불순, 장출혈, 오장 및 위장 기능 활성화 및 해독 기능이 있습니다.

Q 메시마는 왜 단맛이 나나요?

A 상황버섯 균사체가 너무 쓰기 때문에 쓴맛을 중화시키기 위해 단맛을 많이 첨가하는데, 소르비톨이라는 감미료가 주성분입니다. 칼로리가 낮고, 소화가 느려서 혈당 스파이크를 초래하지 않아 인슐린 분비를 촉진하지 않습니다.

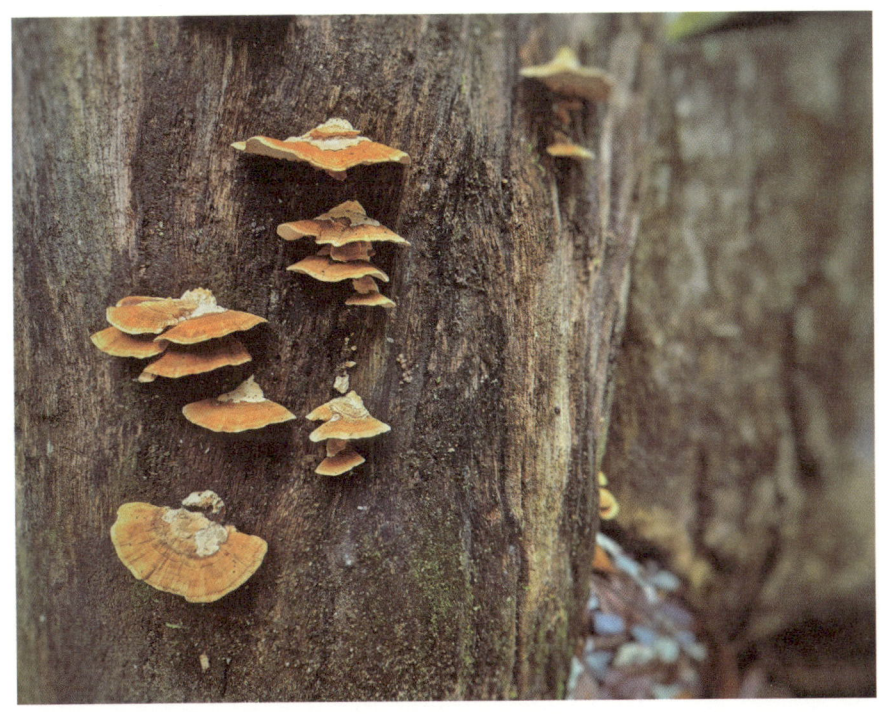

통합 암치료 제대로 활용법

CHAPTER 3

암 치료를 돕는
보완요법들

꼭 먹어야 할까요?
건강보조식품
궁금증 6문 6답

항암치료 시 건강보조식품을 먹어야 하는지
궁금해하는 사람이 많은데,
건강보조식품도 올바르게 활용하면
암 치료와 예방에 도움이 될 수 있습니다.

Q 항암치료 중에 건강보조식품을 복용해도 되나요?

A 많은 환자들이 궁금해하는 사항입니다. 암 경험자들의 얘기를 들으면 먹으라는데 대학병원 주치의는 먹지 말라고 하니 많이 혼란스러워 합니다.

주치의의 지시를 따르는 것이 원칙이지만, 무조건적으로 반대하는 의사도 있기 때문에 잘 판단하셔야 합니다. 반대하는 의사는 항암제만으로도 간을 비롯하여 신체에 큰 부담이 되는데, 정체불명의 약을 복용하여 큰 화를 초래하지는 않을까 걱정하는 것입니다.

A 먹어도 되는 것이 있고, 먹으면 안 되는 것도 있습니다. 일일이 가려내기 어려우므로 의사의 판단이 필요합니다. 대학병원 의사는 너무 바쁘고 영양에 대해 잘 모르기 때문에 무조건 복용 금지를 하는 경향이 있지만, 통합의학 의사들은 영양에 대해 많은 공부를 하였기 때문에 복용 여부를 명확하게 판단해 드릴 능력이 있습니다.

Q 그렇다면 어떤 것을 먹어야 하나요?

A 일단 종합영양제는 반드시 복용해야 합니다. 비타민 A, C, E와 아연, 셀레늄 등의 미네랄들은 항산화 작용을 하므로 항암제의 작용을 방해하는 것으로 오인할 수도 있지만, 연구 결과 항암 효과를 도와주는 것으로 밝혀졌습니다.

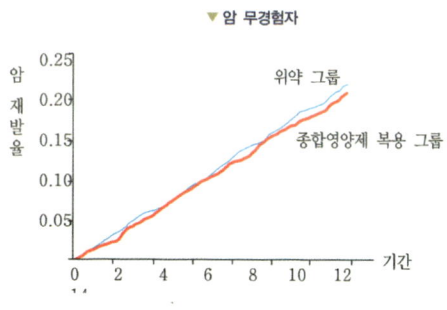

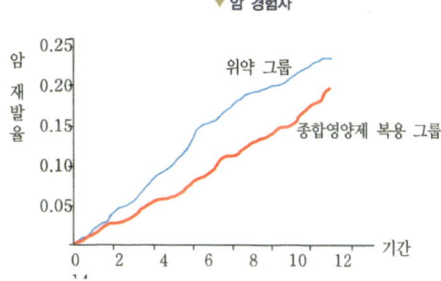

암이 없는 사람은 종합영양제의 효과가 없었으나 암 환자는 종합영양제로 암의 재발률이 떨어졌다.

출처: JAMA (Journal of American Medical Association), 2012

Q 영양제가 오히려 건강을 해친다는 연구도 있다고 하던데요?

A 2007년 덴마크 코펜하겐에서 개최된 세계영양학회에서 발표되었기 때문에 '코펜하겐 쇼크'라고 부르는 이 연구는 종합영양제를 복용한 사람들의 수명이 더 짧고 건강에 나쁜 영향을 미쳤다는 것이었습니다. 그렇지만 좀 더 연구해 본 결과 그 발표는 매우 문제가 많은 것이었고, 제대로 된 영양치료를 하지 않을 경우 그렇게 나쁜 결과가 초래될 수도 있다는 정도로 해석하게 되었습니다.

Q 먹어서 오히려 건강을 해치는 영양제도 있다는 말이군요?

A 그렇습니다. 베타카로틴 보충제는 폐암 발생률과 사망률을 높인다는 연구 결과가 있으므로, 흡연자나 폐암 고위험군은 식사를 통한 자연 섭취가 권장됩니다. 그리고 비타민 E 보충제는 폐암 위험을 높일 수 있어 주의해야 합니다.

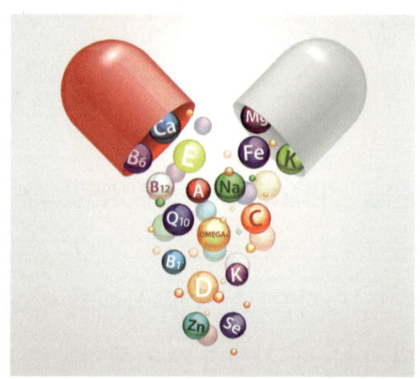

Q 베타카로틴과 비타민 E를 주의하라는 말씀이군요.
그렇다면 몸에 좋은 것은 어떤 것이 있나요?

A 비타민 D, 오메가3, 아연, 셀레늄, 유산균제제, 코큐텐 등이 있고, 트랜스퍼팩터(면역전달인자)와 글리코영양소 등도 항암치료의 보조요

법으로 효과가 좋은 것으로 알려져 있습니다. 아가리쿠스 버섯이나 인삼제품은 항암 중 간 기능을 악화시킨다는 보고가 있기 때문에 주의를 요합니다.

유산균(프로바이오틱스)의 기능

영양학적 기능	• 단백질, 지방의 소화 흡수성 증대 • 칼슘, 인, 철의 흡수 증가 • 비타민 B의 안정성을 높임 • 소화액 분비를 왕성하게 함 • 성장촉진 효과
생리적 효과	• 장의 기능을 바로잡는 정장 효과 • 간염에 대한 저항성 증가 • 유당불내증 경감 • 혈중 콜레스테롤 감소 • 장내 유해물질 생성 억제 • 항종양 효과 • 위장장애 억제 • 수명 연장

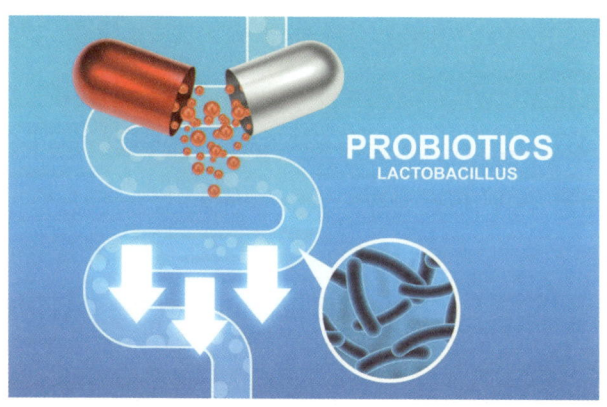

중금속, 영양 상태 알아보는
모발 미네랄 검사
궁금증 4문 4답

중금속 오염 여부를 알아보는 모발 미네랄 검사는
영양 상태도 파악할 수 있습니다.
모발 미네랄 검사를 통해 맞춤 영양치료를 할 수 있어
암 극복에도 도움이 됩니다.

Q 모발(또는 혈액) 미네랄 검사란 무엇입니까?

A 모발(또는 혈액) 미네랄 검사는 몸속 영양 상태를 알아볼 수 있는
검사입니다.
원래 모발검사는 중금속 중독을 알아보기 위한 검사인데 영양 상태도
함께 파악할 수 있습니다.

Q 중금속이라면 면역을 떨어뜨리고 건강을 해치는 주범 아닌가요?

A 그렇습니다. 중금속은 수은, 납, 비소, 알루미늄, 카드뮴 등으로

우리의 건강을 뿌리째 뒤흔드는 아주 나쁜 물질입니다. 모발(또는 혈액) 미네랄 검사를 하면 중금속의 오염 여부를 정확하게 알 수 있습니다.

Q 중금속은 혈액검사를 해야 하는 거 아닌가요?

A 중금속에 오염되면 며칠간은 혈액 속에 존재하지만 그 후에는 중금속들이 조직 속으로 꽁꽁 숨어버리고 혈액검사에는 이상 없다는 결과가 나옵니다. 그래서 조직 속을 헤집고 검사해 봐야 하는데, 상처를 주지 않고 검사할 수 있는 방법이 바로 모발 미네랄 검사입니다.

Q 모발 미네랄 검사로 어떤 치료를 할 수 있나요?

A 중금속 오염 여부를 파악해서 적절한 영양 치료를 할 수 있습니다. 살점을 떼어내지 않고도 모발만으로 영양 상태를 분석할 수 있으며, 결과에 따라 개인별 맞춤영양을 처방할 수 있습니다.

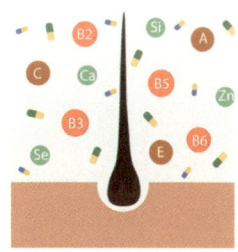

유해 중금속

Hg	Pb	Cd	Al	As	U	Bi	Sb	Ba	Be
수은	납	카드뮴	알루미늄	비소	우라늄	비스무트	안티몬	바륨	베릴륨

필수 미네랄

Ca	P	Na	K	Zn	Cu	Mg	Fe	Cr	Se	Mn	Mo	V	B	Sr	Li	Co	Gn	Sn	S
칼슘	인	나트륨	칼륨	아연	구리	마그네슘	철	크롬	셀레늄	망간	몰리브덴	바나듐	붕소	스트론튬	리튬	코발트	게르마늄	주석	황

면역 상태 알아보는
NK세포 활성도 검사
궁금증 4문 4답

NK세포는 암세포를 찾아서 죽이는 면역세포입니다.
NK세포 활성도는 암을 예방하는 바로미터가 됩니다.

Q NK세포가 무엇인가요?

A 자연살해세포라고 부르는 NK세포(Natural Killer Cell)는 인체의 수 많은 면역세포 중 하나입니다. 말 그대로 우리 몸에 해로운 세포나 바이 러스를 스스로 찾아서 죽이는 역할을 합니다.

Q 면역세포는 백혈구 수치를 말하는 것이 아닌가요?

A 백혈구 속에는 NK세포, 대식세포, T세포, B세포 등의 면역세포 들이 있습니다. 이 중에서 암세포가 생겼을 때 재빠르게 출동하여 무차

별적으로 먹어 치우는 면역세포가 바로 NK세포입니다.

Q NK세포의 숫자를 분석할 수 있습니까?

A NK세포는 림프구 속에 일정 비율로 들어 있으니 림프구 수로 짐작할 수 있습니다. 그러나 NK세포의 숫자가 아무리 많아도 활발하게 활동하지 않는다면 면역 활동을 제대로 하지 못하기 때문에 숫자가 아니라 활성도 검사를 해야 합니다.

Q NK세포의 활성도를 검사했을 때 정상치는 어떻게 되나요?

A 가장 바람직한 NK세포 활성도는 600~900 정도입니다. 250 이하이면 비정상으로 간주하고, 100 미만이면 심각한 면역 저하로 진단합니다. NK세포 활성도가 낮으면 면역증강치료들을 보다 적극적으로 처방받아야 합니다.

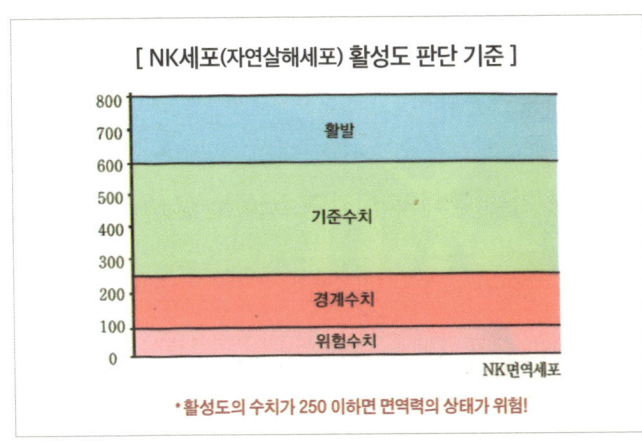

04

스트레스 상태 진단하는
자율신경 기능 검사
궁금증 3문 3답

자율신경 기능 검사란 우리 몸의 자율신경계인
교감신경과 부교감신경이 얼마나 균형을 이루고
정상적으로 작동하는지를 평가하는 검사입니다.

Q 자율신경 기능 검사는 왜 해야 하나요?

A 자율신경은 심장박동, 혈압, 호흡, 소화, 체온, 땀 분비처럼 우리의 의식과 상관없이 자동으로 조절되는 기능을 담당합니다. 자율신경 기능 검사는 우리 몸의 자동 조절 시스템이 제대로 작동하고 있는지를 알아보는 검사로 자율신경 기능 상태와 혈관의 노화도를 측정할 수 있습니다.

Q 자율신경 기능 검사를 해야 하는 사람이 있습니까?

A ___ 자율신경 기능 검사는 몇 가지 뚜렷한 증상이 나타날 때 하면 좋습니다.

어지럼증, 두근거림, 빈맥, 과도한 발한 또는 무한증, 심한 만성피로, 불면증 등이 나타날 때 자율신경 기능 검사를 해보는 것이 좋습니다.

Q | 자율신경 기능 검사로 어떤 것을 알 수 있습니까?

A ___ 교감신경이 항진돼 있다면 스트레스가 심하고 긴장 상태를 나타냅니다.

부교감신경이 저하돼 있다면 회복력 저하를 의미합니다. 자율신경 기능 검사를 통해 자율신경 불균형을 알 수 있습니다.

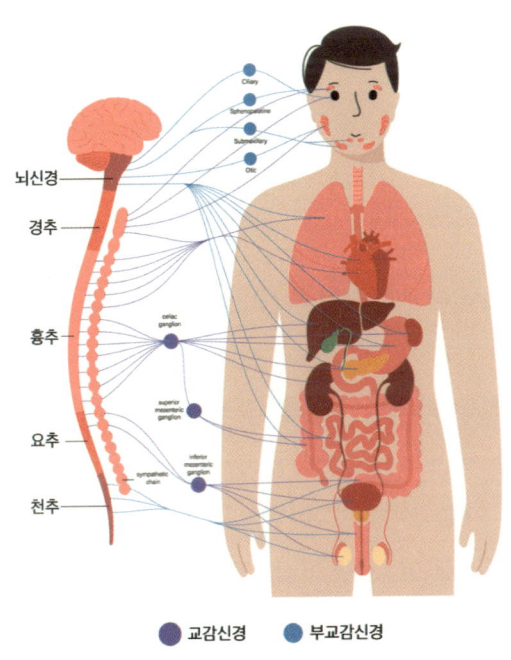

뇌신경
경추
흉추
요추
천추

● 교감신경   ● 부교감신경

05

세포건강도 알아보는
세포건강도 검사
궁금증 2문 2답

세포건강도 검사란 우리 몸을 구성하는
세포의 기능 상태와 노화, 산화 스트레스 정도를 평가해
몸의 전반적인 건강 수준을 파악할 수 있는 검사입니다.
체성분 분석 지표인 위상각(Phase angle)을 측정하여
다른 검사에서 잘 알기 어려운 세포 속
미토콘드리아의 기능을 평가할 수 있습니다.

Q 세포건강도 검사 시 위상각을 측정하는 이유는 무엇입니까?

A 위상각(Phase Angle)이란 체성분 분석기에서 나오는 지표로 우리 몸의 세포막 건강과 세포 기능 상태를 간접적으로 보여주는 수치입니다. 우리 몸에 아주 약한 전류를 흘려보내서 측정합니다. 전류는 수분이 많은 조직은 잘 통과하고, 세포막에서는 약간 지연이 발생합니다. 이때 생기는 전류의 지연 각도를 수치로 표현한 것이 위상각입니다.

A 위상각 검사 결과 위상각이 높은 것으로 나오면 세포막이 건강하고 세포 기능이 좋을 가능성이 높다는 의미입니다.

반면에 위상각이 낮게 나오면 세포 손상, 영양 부족, 염증 등과 연관 가능성이 높다는 의미입니다.

위상각 검사를 통해 노쇠 정도를 평가할 수 있고, 암이나 만성 질환자의 영양 상태 평가, 중환자 예후도 예측할 수 있습니다.

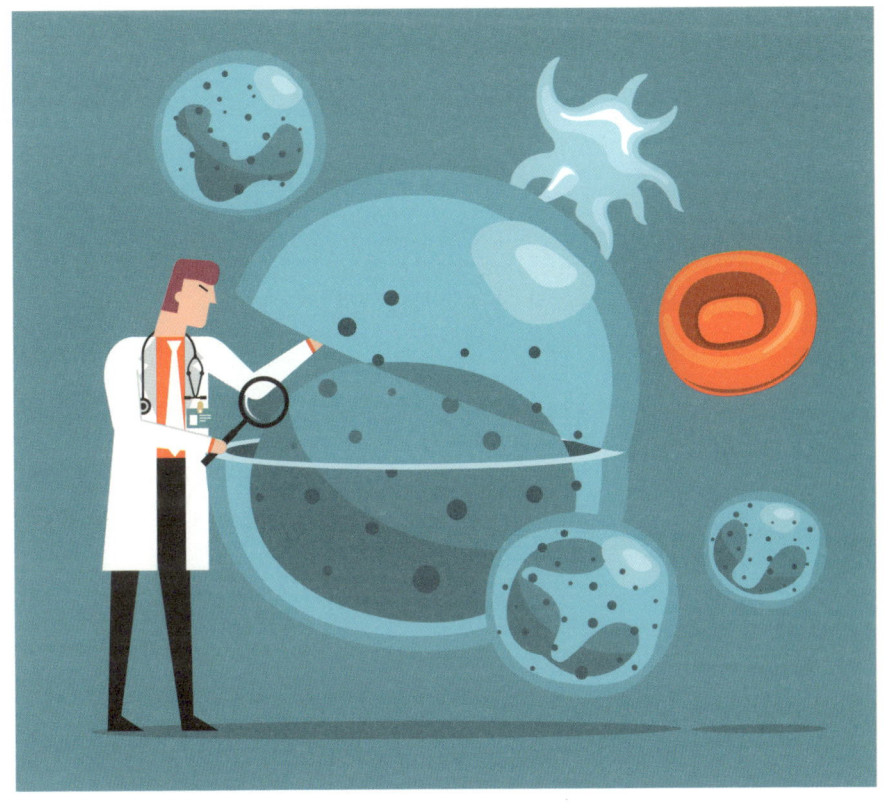

06

후성유전학적 진단을 위한
유전자(분자병리) 검사
궁금증 2문 2답

타고난 유전자가 있더라도 후천적인 생활습관에 따라
건강이 결정된다는 이론이 후성유전학(Epigenetics)입니다.
유전자 검사는 유전자 스위치를 켜고 끄는 생활습관을 파악하여
암의 치료 및 예방에 큰 도움을 받을 수 있는 검사입니다.

Q 유전자(분자병리) 검사란 어떤 검사입니까?

A 유전자(분자병리) 검사는 혈액, 타액, 조직 등을 통해 DNA, RNA, 단백질 등 분자 수준의 이상을 분석해 질병을 진단하고 예후까지 예측하는 검사입니다. 유전자와 분자 변화를 보는 검사라고 할 수 있습니다.

Q 유전자(분자병리) 검사를 통해 어떤 것을 알 수 있습니까?

A 유전자(분자병리) 검사는 DNA 유전 정보를 분석하여 암, 희귀질환, 만성질환의 발생 위험도를 예측하거나 진단하고, 개인의 신체적 특성을 파악하는 검사입니다.

병원, 검진센터, 또는 DTC(소비자 직접 의뢰) 업체를 통해 가능하며, 질병의 조기 발견 및 맞춤형 건강관리에 활용됩니다.

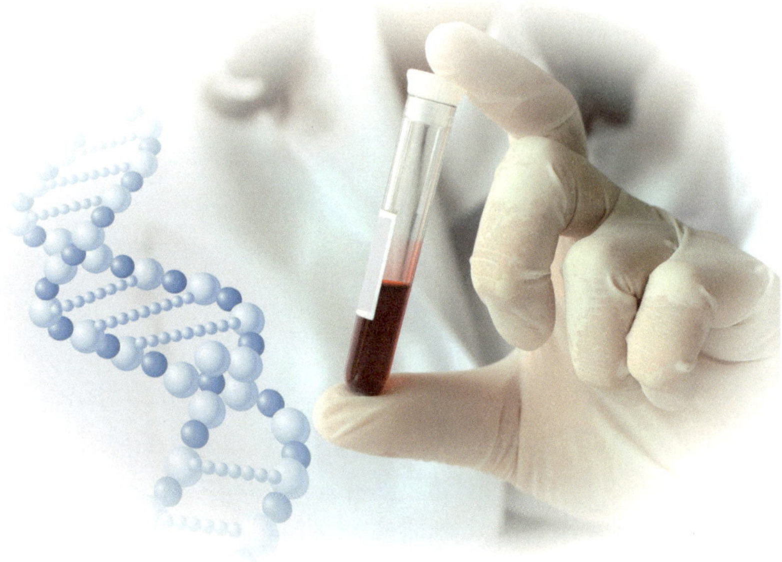

진행암
완치 전략
10가지

재발하거나 전이되면 4기, 즉 진행암이라 합니다.
진행암 환자들의 완치 전략을 제시해 드립니다.
아는 만큼 이길 힘이 생기니
정독하고 제대로 실천하시기 바랍니다.

01 표준치료 : 5년 생존율 70% 끌어올린다!

수십 년 전만 해도 암 진단은 곧 사망선고와 마찬가지였는데, 이젠 5년 생존율이 70%나 됩니다. 암도 이젠 고혈압이나 당뇨병처럼 만성질환이 되었습니다. 관리만 잘하면 암과 더불어서 살아갈 수 있는 세상이 되었다는 뜻입니다.

이 같은 결과는 두말할 필요 없이 현대의학의 공로라 하겠습니다. 암 치료법은 매우 다양하지만 현대의학의 성적이 가장 좋으므로 절대로 빼지 말아야 한다는 결론입니다.

암 투병 중인 사람들의 관심이 큰 자연요법도 현대의학을 배제한 자연요법이 아니라 현대의학과 함께 자연요법을 하여야 합니다.

현대의학 치료의 부작용은 통합 암치료를 병행하지 않았을 때의 부작용을 10이라고 할 때 통합 암치료를 병행하면 1이나 2 정도로 획기적으로 낮출 수 있으니 두려워할 필요 없이 항암치료를 꼭 받으시기 바랍니다.

물론 아직도 현대의학적 표준치료에도 불구하고 사망률이 높은 암이 있긴 합니다. 여러분도 잘 알다시피 췌장암, 간암, 담도암 등 간담췌암은 아직 예후가 나쁩니다. 조기 발견해서 수술할 수 있다면 5년 생존율이 향상되지만, 수술 시기를 놓치면 항암치료를 해야 하는데, 간담췌암에 잘 듣는 항암제가 매우 제한적이기 때문입니다. 최근에 젬시타빈(Gemcitabine)이나 폴피리녹스(FOLFIRINOX) 등 몇 가지 항암제가 꽤 괜찮아서 간담췌암임에도 불구하고 5년 이상 생존하는 분들도 증가하고 있지만, 전반적으로 예후가 나쁘다는 얘기입니다.

다른 암들도 1기나 2기 상태일 때 수술을 하고, 수술 후에 항암치료를 받으면 5년 생존율이 70% 이상으로 높지만, 재발이나 전이가 된다면 예후가 급격히 나쁘게 됩니다. 재발하거나 전이된 암을 4기 암이라 부르는데, 4기 암의 치료는 매우 제한적이기 때문입니다.

그러니까 처음 진단받았을 때 예후가 괜찮은 암종인 데다가 기수도 1기나 2기 등으로 비교적 조기 진단된 경우라면 예후는 좋겠지만, 표준치료 종결 후에 재발과 전이를 막는 노력이 중요하다는 결론입니다.

표준치료 중이든 후든, 표준치료를 받지 않고 자연요법만 하든 대학병원 검사는 빠지지 말고 검사해 보아야 합니다. 전반적인 몸 상태와 암의 진행은 똑같지 않습니다. 몸 상태가 좋아지면 암도 나아지고 있는 걸로 생각하는 분이 많은데 주의해야 할 점이 있습니다. 항암치료를 받는 동안에는 몸 상태가 많이 안 좋다가 항암치료를 안 받고 자연요법을 하면 몸 상태가 좋아지지만, 암도 따라서 크는 경우가 상당히 많습니다. 그러니까 어떤 치료를 하든 검사만은 정해진 일정대로 잘 챙겨야 한다는 걸 강조드립니다.

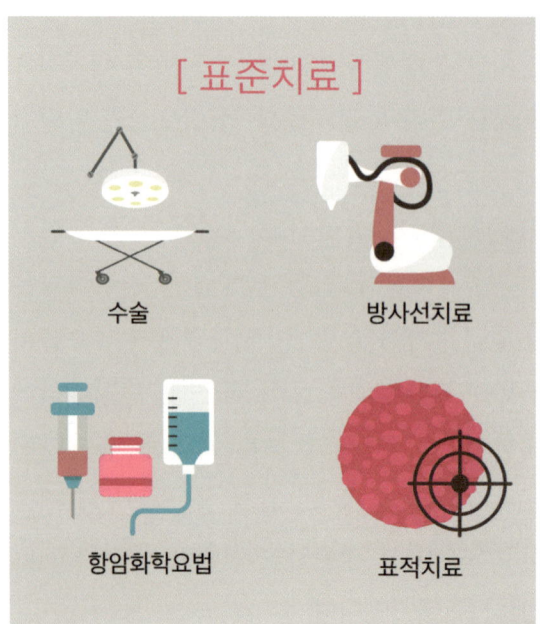

[표준치료]

수술　　　　　방사선치료

항암화학요법　　　표적치료

암 예방식과 치료식은 다릅니다. 암을 예방하기 위해서는 채소와 과일 등 채식을 많이 먹으면 좋다는 사실을 모르는 사람은 없겠지만, 표준치료 기간 중에는 채식만 고집해서는 안 되고, 고기든 생선이든 가리지 말고 잘 먹어서 정상 체중을 유지해야 합니다.

항암치료를 해서 체중이 줄고 면역이 떨어지는데도 채식만 고집하다가 독한 항암제를 견디지 못해서 항암치료에 실패하는 사람들이 꽤 많으니 항암 중에는 가리지 말고 뭐든 잘 먹으라는 것이고, 컨디션이 잘 유지된다면 채식을 하는 것이 좋습니다.

그리고 항암치료 종결 3개월 후부터 채식을 실천해야 합니다. 사실 채식이라고 하면 정확하지 않고 '통곡자연식물식'이라고 해야 합니다. 흰밥이 아니라 현미밥을 먹어야 하고, 채소를 먹지만 가능하면 가공하지 않은 자연 그대로의 형태로 먹어야 한다는 말입니다.

잘 아는 내용이겠지만 현미에는 비타민, 미네랄, 식물영양소, 섬유질 등의 영양소가 충분하게 함유되어 있지만, 현미를 도정한 백미에는 이들 영양소가 5%밖에 남아 있지 않습니다. 또 백미 대신 현미를 먹는 걸 잘 실천하면서도 빵은 계속 먹는 사람들이 꽤 많습니다. 밀도 통밀은 괜찮지만 흰밀은 안 되고, 더군다나 그걸 가루 내어서 만든 밀가루는 건강에 매우 나쁩니다. 밀가루로 만든 빵, 국수, 스파게티, 과자 등을 먹지 않도록 해야 하고, 백미 가루로 만든 떡도 피해야 합니다. 담배를 끊었던 경험자들은 잘 알겠지만, 담배를 줄이는 것은 불가능하고 완전 금연해야 성공할 수 있듯, 이 음식들도 줄이는 것이 아니라 단 한 조각도 먹지 말아야 합니다.

금지식품 10가지가 있는데, '암 환자 금지식품'으로 검색하여 필자가 올린 유튜브 영상을 보고 숙지하시길 바랍니다.

통곡자연식물식을 하는 것과 함께 간헐적 단식을 시행하면

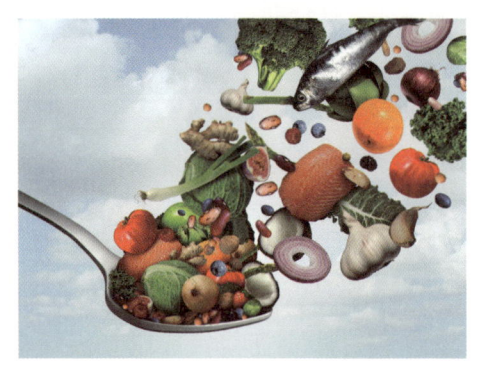

더 좋습니다. 하루 3끼 중 아침식사나 저녁식사 한 끼를 굶으면 식사와 식사 사이의 공복 시간이 16시간에서 18시간 정도가 되고 그 시간에 단식하는 셈이 됩니다. 아침이든 저녁이든 공복 시간을 길게 잡는 것은 무조건 좋지만, 이왕이면 배설 시간인 아침에 굶는 것이 좋습니다. 하지만 체중이 느는 것이 고민인 사람은 저녁을 거르는 것이 더 효과적입니다.

물은 하루에 1.5ℓ 이상 마셔야 합니다. 보통 수분 섭취량은 날씨, 운동량, 식사 종류 등에 따라서 차이가 크기 때문에 소변의 색깔에 따라 수분 섭취량을 조절하는 것이 쉽습니다. 소변 색이 투명하면 물을 줄이고, 노래지면 물을 더 마시는 것이 요령입니다. 그리고 채소와 과일의 대부분이 수분으로 되어 있어서 생채소와 과일을 많이 섭취하는 만큼 수분 섭취량을 줄여도 됩니다.

그렇지만 물을 많이 마시면 그만큼 신진대사가 원활하게 작동하고, 노폐물이나 해로운 성분들을 배설하는 데 도움이 되며, 무엇보다도 군것질을 줄이는 데 도움이 되기 때문에 암 환우분들은 1.5ℓ나 2ℓ 정도로 양을 정해 놓고 꾸준히 마실 것을 권유합니다.

고주파 온열치료 : 암을 직접 죽이는 치료

고주파 온열치료는 온열치료란 이름 때문에 온열매트나 찜질방 정도로 가볍게 보는 사람들도 있는데, 열을 올리는 치료는 맞지만 피부에서 느끼는 다른 온열요법들과는 달리 몸속 깊숙이 열이 침투해서 암을 직접적으로 죽일 수 있는 매우 중요한 치료입니다. 원적외선도 피부 속으로 들어가지만 보통 1cm 이내의 깊이입니다. 그런 반면 고주파는 몸속 10cm 이상 깊이까지 침투하기 때문에 원적외선 치료와는 차원이 다릅니다.

그리고 똑같은 고주파 치료기의 이름을 달고 있는 가정용 치료기도 있는데, 사용하는 주파수를 확인해야 합니다. 10~15MHz라야 몸속 암세포에 영향을 미친다는 과학적 사실을 잘 알아야 합니다.

"품질을 모르면 가격을 본다."라는 말이 있듯이 가정용 치료기들은 수십만 원에서 수백만 원 정도이겠지만, 고주파 온열치료 장비는 수억 원에서 십억 원을 넘는 장비도 있을 정도로 비교가 되지 않는 고가의 장비들입니다. 그리고 의료장비이기 때문에 의료기관에서, 의료인에 의해서만 치료 받도록 법으로 정해져 있습니다. 혼동하지 않으시길 바랍니다.

고주파 치료는 주 2~3회 받으면 되고, 1회 치료에 60분이 소요됩니다.

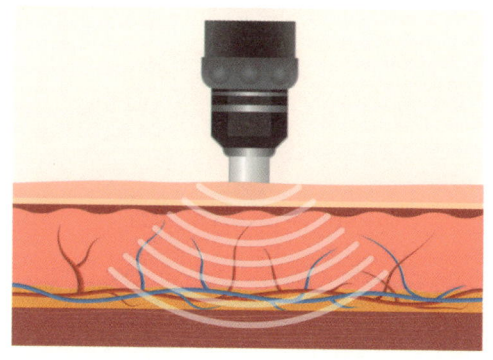

04 고압 산소치료 : 몸 구석구석에 산소 공급해 암 발생과 전이 차단!

산소 탱크 내의 압력을 올려서 산소 분자가 체내의 혈장 속으로 녹아들게 하여 우리 몸 곳곳에 산소를 공급해 주는 원리입니다. 잘 아시다시피 산소는 적혈구와 결합해서 세포로 전달되지만, 혈관이 좁아지거나 막히면 적혈구가 통과하지 못하니 산소 공급도 차단될 수밖에 없게 되는데, 적혈구와의 결합과는 무관하게 핏속에 산소를 밀어 넣는 것이 고압 산소치료의 원리입니다. 마치 압력을 가해서 콜라 속에 탄산가스를 녹여 넣는 원리와 똑같습니다. 따라서 적혈구가 통과하지 못하는 세포에도 산소가 전달되는 원리입니다.

암은 산소 부족으로 초래되고, 암의 전이도 산소 부족으로 알려져 있으므로 산소 분압을 올려주는 것은 암의 치료에 큰 도움을 줄 수 있습니다.

고압 산소치료기는 몇 가지 종류가 있습니다. 편안히 누워서 잠을 잘 수 있는 방식은 공기를 가압하니 공기 중 산소 농도인 20%의 산소를 밀어 넣는 방식입니다. 때로는 산소로 가압을 할 수도 있는데, 그래 봤자 공기 속 산소 20%에 100% 산소가 섞이고, 내쉬는 숨에 포함된 이산화

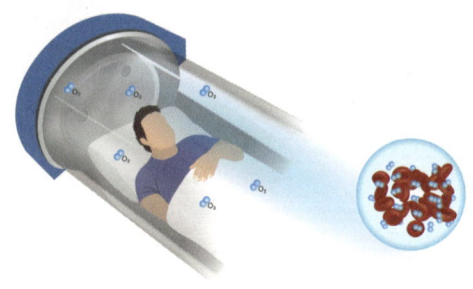

탄소와도 섞이니 산소 농도는 40%를 넘기기 어렵습니다. 산소 마스크를 착용하면 100% 산소를 들이쉬고, 이산화탄소는 반대쪽 관으로 내쉬기 때문에 공기로 압력을 가하지만 100% 산소를 흡입하므로 20% 산소보다 5배, 40% 산소보다 2.5배 더 많은 산소를 혈액 속으로 넣을 수 있게 됩니다.

05 마음 관리 : 날마다 감사일기 쓰기 추천!

암 환자를 진료하다 보면 스트레스를 겪고 있는 분이 매우 많습니다. 그 스트레스는 다른 사람과의 관계에서 발생한 갈등으로 인해 만들어진 것인데, 부부간, 부모와 자식 간, 직장 상사와 부하 간, 친구나 동료 간의 갈등 등 여러 갈등이 있지만, 가장 흔한 원인이 부부간의 갈등인 것 같습니다.

처음에는 서로 사랑하였고, 죽고 못 살 지경이 되어서 결혼까지 하였지만 결혼생활을 하면서 갈등을 만들었고, 끝내는 원수지간이 된 경우가 많은 것 같습니다. 남녀가 처음 만나면 서로 간의 매력에 취해 단점은 눈에 들어오지 않고 장점만 크게 두드러졌다가 익숙해지면 장점은 당연한 것으로 치부되고, 서서히 단점이 주목받기 시작해 갈등을 빚게 됩니다. 그 갈등으로 이혼이나 별거를 하게 되지만 여러 가지 상황으로 그러지 못하면 갈등을 감내하면서 속으로 삭일 수밖에 없게 되는데, 이를 '화'라고 일컫습니다.

화는 모든 불행의 근원입니다. 화를 안고 사는 것은 독을 안고 사는 것과 같습니다. 화는 타인과의 관계를 고통스럽게 만들고, 화를 다스리면 부정적인 감정에서 벗어나 타인과의 관계에 얽혀 있는 모든 매듭을 풀고 진정한 행복을 누리게 됩니다.

부부간의 갈등은 처음부터 존재했던 상대방의 단점을 처음에는 인지하지 못했다가 나중에 가서 발견하였고, 고치려고 애써 보지만 어쩔 수 없다는 사실을 확인하기에 파생된 것입니다. 상대방의 단점은 원래 있던 것인데, 매력에 취해서 미처 보이지 않았다가 나중에 익숙해지면서 발견하게 된 것이니 상대방의 잘못이라기보다는 내 관점의 문제라 할 수 있습니다. 즉 상대방을 바라보는 나의 관점이 바뀐 것이니 모든 갈등의 시작은 나 자신의 문제라는 사실을 인지하는 것이 중요하며, 인지하는 순간 모든 갈등을 해결할 실마리를 찾게 됩니다.

삶의 행복을 좌우하는 것은 어떤 일이 일어나느냐가 아니라 이미 일어난 일에 대한 내 생각이 중요하다는 말이니 간단히 말해 '일체유심조(一切唯心造)'라고 할 수 있습니다.

마음을 닦으려면 신앙 활동이 가장 좋지만, 그 외 여러 가지 방법들이 있습니다. 스트레스 관리, 감사일기 쓰기, 이완요법, 명상, 마음수련, 기수련, 아우토겐, 웃음치료, 예술치료 등이 있는데, 그중 감사일기를 추천하고 싶습니다.

하루에 단 한 가지만이라도 고마웠던 일을 찾아서 기록하는 것. 심오하지 않아도 됩니다. "아침에 커피 향이 너무 좋았다.", "날씨가 너무 좋았다.", "비가 와서 좋았다.", "비가 안 와서 좋았다.", "사랑하는 이가 옆에 있어서 감사하다." 등등 처음엔 찾기 어렵지만 찾기 시작하면 온종일 감사할 거리의 연속입니다. 처음엔 한 가지만 적다가 나중에는 3개, 5개 등 점차 많이 기록해도 되지만, 하루 한 가지는 꼭 기록하도록 자기와 약속하고 꾸준히 실천하는 것이 중요합니다.

노트나 일기장에 써도 되지만 스마트폰 일기 앱이나 메모 앱에 기록하면 언제 어디서나 기록할 수 있어 편리합니다. 요즘은 카카오톡의 자기 톡방을 활용하여 메모장처럼 활용하는 사람이 많은

데, 개인 톡방에 감사일기를 쓰는 것도 편리합니다. 날짜가 자동으로 기록되고, 여닫기 쉽기 때문입니다.

인생은 말하는 대로 이루어지는 경우가 많습니다. 부정적인 언어는 부정적인 감정까지 키웁니다. 의식적으로라도 긍정적인 말을 하면 스트레스나 화가 줄어듭니다. 긍정 에너지를 통해 분노와 원망, 두려움을 감사함으로 바꾸면 마음의 평화를 찾을 수 있습니다.

06 수면 관리 : 카페인과 알코올 섭취 피하기

미국 수면의학아카데미의 최신 연구 결과를 보면 심장마비, 뇌졸중, 당뇨, 비만의 위험 증가와 수면 부족 사이에는 뚜렷한 연관성이 있다고 합니다. 1주일에 1시간씩만 잠이 부족해도 심장마비를 일으킬 위험이 커질 수 있었고, 수면이 부족하면 면역 체계가 약화되어 일반 감기 같은 흔한 질병에 걸릴 가능성이 커졌습니다. 일주일간의 실험에서 수면 제약을 받았던 피험자들이 충분히 잔 피험자들보다 체중도 더 늘었습니다.

수면 부족은 암의 전이를 촉진할 수도 있습니다. 수면 방해로 바뀌는 것은 종양이 아니라 면역 체계입니다. 수면을 방해받으면 면역 체계가

암에 대처하는 방식이 바뀌어 암이 더욱 공격성을 띠게 되는 것입니다.

필요한 만큼 충분히 잘 시간이 없다는 생각이 보편화되어 있습니다. 하지만 사실 우리에게는 자각하고 있는 것보다 훨씬 더 많은 재량 시간이 있습니다. 관건은 그 시간을 우리가 어떻게 쓰고 있는지 직시하는 것입니다.

충분히 자는 것은 건강한 삶을 위한 필수 요건이지만, 현대인들은 여러 요인으로 인해 숙면하기 어려워하는데, 그중에서도 카페인과 알코올은 수면의 질을 현저히 떨어뜨릴 수 있는 대표적인 물질입니다.

카페인은 각성 효과로 인해 잠들기 어렵게 만드는 것으로 알려져 있습니다. 커피와 차는 물론 초콜릿에도 카페인이 함유되어 있어 주의가 필요합니다. 숙면을 위해서는 잠들기 최소 6시간 전부터는 카페인 섭취를 피하는 것이 바람직합니다. 카페인의 각성 효과는 개인차가 있을 수 있으므로 민감한 사람의 경우 더 이른 시간부터 섭취를 제한하는 것이 좋습니다.

한편 알코올은 수면제와 같은 효과가 있을 것이라는 오해를 받기도 하지만, 실상은 정반대입니다. 오히려 알코올 섭취는 수면의 질을 떨어뜨리는 요인이 될 수 있습니다. 알코올은 렘수면(REM sleep), 즉 꿈을 꾸는 단계의 수면을 방해하는 것으로 알려져 있습니다.

렘수면은 정서 안정과 기억력 향상에 중요한 역할을 하는데, 알코올로 인해 이 과정이 원활히 이루어지지 않게 될 뿐만 아니라 수면 중 잦은 각성을 유발하여 숙면하기 어렵게 만듭니다. 따라서 충분한 수면을 위해서는 취침 전 알코올 섭취를 피하는 것이 좋습니다.

물론 카페인과 알코올의 영향은 개인의 체질과 습관에 따라 다를 수 있어서 어느 정도의 섭취는 크게 문제가 되지 않을 수도 있겠지만 불면

중으로 고민하는 사람이라면 이들 물질이 수면에 미칠 수 있는 부정적 영향을 인지하고, 될 수 있으면 자제하려는 노력이 필요하겠습니다. 대신 숙면에 도움이 되는 습관, 예컨대 규칙적인 운동이나 명상, 가벼운 스트레칭 등으로 대체해 보는 것이 좋습니다. 잠을 잘 자기 위한 방법들을 소개합니다.

1 규칙적인 수면 패턴 유지하기

규칙적인 수면 패턴을 유지하는 것은 숙면에 매우 중요합니다. 매일 같은 시간에 자고 일어나는 습관을 들입시다. 주말에도 평일과 비슷한 시간에 일어나는 것이 좋습니다. 이는 체내 시계(생체리듬)를 안정시켜 숙면하는 데 도움이 됩니다.

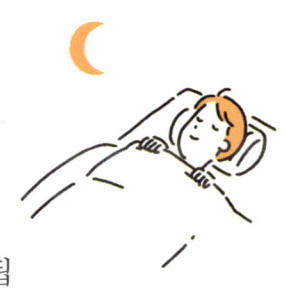

2 자신만의 수면 루틴 만들기

수면 모드로의 전환을 일종의 신성한 의식처럼 대하는 것입니다. 잠들기 전 따뜻한 물로 샤워하거나 목욕을 하는 것도 좋고, 카페인이나 알코올은 피하고 따뜻한 물 한 잔을 마시는 것도 좋습니다. 책 읽기, 명상, 감사목록 작성하기, 스트레칭, 사랑 등 자신만의 수면 준비 루틴을 만들면 좋습니다.

잠자기 전 감사일기를 쓰는 것은 아직 해결하지 못한 문제 대신에 내 삶의 크고 작은 축복에 주의를 집중하게 하여 좋은 효과가 있습니다.

3 편안하고 쾌적한 수면 환경 조성하기

숙면을 위해서는 편안하고 쾌적한 수면 환경이 중요합니다. 침실은 조용하고 어두우며 적당한 온도(16~18°C)를 유지하는 것이 좋습니다. 침대와 베개, 이불은 편안한 것으로 선택하고, 너무 푹신하거나 딱딱한 매트리스는 오히려 숙면에 방해가 될 수 있습니다.

가능하다면 침실은 수면만을 위한 공간으로 유지하는 것이 좋습니다. 책상, TV 등은 다른 방으로 옮기는 것이 좋고, 또한 수면에 방해되는 소음을 차단하기 위해 귀마개나 노이즈 캔슬링 헤드폰을 활용해 볼 수도 있습니다.

4 낮잠 줄이고 낮에는 활동적으로 지내기

낮잠은 피곤할 때 잠깐 자는 것은 괜찮지만, 너무 길거나 늦게 자는 것은 오히려 밤잠을 방해할 수 있으니 낮잠은 20분 이내로 짧게 자고, 가능하면 오후 3시 이전에 자는 것이 좋습니다. 낮에는 적당한 운동과 활동으로 활력을 유지하는 것이 숙면에 도움이 되는데, 햇볕을 쬐는 것은 멜라토닌 분비를 조절하여 숙면에 도움이 되기 때문에 하루 30분 이상 햇볕을 쬐는 것이 좋습니다. 또한 가벼운 운동은 스트레스를 해소하고 숙면하는 데 도움이 되지만, 너무 격렬한 운동은 오히려 각성 효과가 있으니 잠자기 전 격렬한 운동은 주의해야 합니다.

5 취침 전 전자기기 사용 자제하기

취침 전 TV, 스마트폰, 노트북 등의 전자기기 사용은 숙면에 방해가 될 수 있습니다. 전자기기에서 나오는 블루라이트는 멜라토닌 분비를 억제하여 수면을 방해하기 때문에 잠들기 최소 1시간 전에는 전자기기 사용을 자제하는 것이 좋습니다.

스마트폰은 수면 방해 부적과 같다고 할 수 있습니다. 자기 30분 전에는 사용하지 않는 것이 중요하며, 불가피하게 사용해야 한다면 블루라이트 차단 앱이나 안경을 활용하시기 바랍니다. 또한 침대에서 스마트폰을 사용하는 습관도 좋지 않습니다. 침실은 수면만을 위한 공간으로 유지하는 것이 숙면에 도움이 됩니다.

6 마음 내려놓기

스티브 잡스는 2005년 스탠퍼드대학교 졸업식 연설에서 "죽음 앞에서는 거의 모든 것이, 즉 모든 외부의 기대, 모든 자부심, 모든 난처한 상황이나 실패에 대한 두려움 등이 그저 사라지고 진정으로 중요한 것만 남게 될 것입니다. 당신이 죽으리라는 사실을 잊지 않는 것이 당신이 무언가를 잃을까 전전긍긍하는 함정에 빠지지 않을 가장 좋은 방법입니다. 당신은 이미 맨몸입니다. 당신이 자신의 마음을 따르지 않을 이유가 없습니다."라고 했습니다. 이 말은 당신이 평화롭게 자지 못할 이유가 없다는 뜻이기도 합니다. 모든 세속적인 걱정이 궁극적으로 그저 사라질 것이라면 당신이 매일 밤 그것들을 사라지게 하지 못할 이유도 없기 때문입니다.

침실 문턱을 넘어서는 순간 하루 동안에 있었던 모든 문제와 아직 끝내지 못한 모든 일을 완전히 잊어버려야 합니다.

7 잠 안 올 때 명상 활용하기

정말로 잠이 안 올 때, 혹은 마음을 어지럽히는 생각 때문에 잠에서 깰 때 명상은 훌륭한 치료법이 될 수 있습니다. 잠을 자지 않아서 다음날 피곤할까 걱정하느라 스트레스를 받는 대신 명상 능력을 단련할 기회로서 현실에 일어나고 있는 일을 재구성해 보십시오. 달라이 라마 같은 열성적인 수행자들이 한밤중에 명상하는 것을 생각하면 잠이 오지 않음에 대한 스트레스를 없애고 명상 훈련에 감사하는 마음을 가질 수 있습니다. 깨어 있음을 문젯거리에서 축복으로 재구성하는 것만으로 심오한 명상을 체험하게 될 것이고, 어느 순간 잠들 수도 있을 것입니다.

명상은 명상 앱을 활용하여도 되지만, 스마트폰의 사용을 자제하기 위해서 혼자 할 것을 추천합니다.

편안히 앉거나 누운 상태에서 복식호흡을 시행합니다.

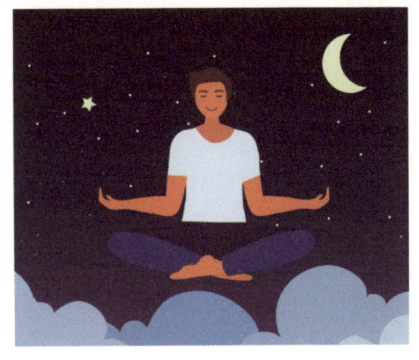

- 코로 천천히 숨을 들이쉬면서 배를 불룩하게 내밀고, 코나 입으로 천천히 내쉬면서 배를 등쪽으로 쑥 들여 넣습니다.
- 내쉴 때 하루 동안 있었던 일과 걱정을 함께 뱉어내십시오.
- 턱 힘을 빼고 천천히 들이쉰 다음 천천히 내뱉으면서 모든 걱정, 분노, 짜증, 원망을 함께 뱉어냅니다.
- 좀 더 긴장을 풀고, 자신이 숨을 들이쉬고 내쉬는 것을 관찰하면서 이제는 조금 가볍게 복식호흡을 계속합니다.
- 어떤 생각이 끼어들어도 그저 숨쉬기에만 집중하고, 그 생각을 따라가지 않도록 노력하십시오.

자기만의 안식처를 설정해야 하는데, 어머니의 품 안, 사랑하는 이를 안고(혹은 안겨) 있는 상태, 수영장에서 대형 튜브 위에 편안히 누워 둥둥 떠 있는 상태, 환하고 따뜻한 햇볕 아래 누워 있는 상태도 좋습니다. 어떤 상상이든 가장 안전하고, 따뜻하며, 편안한 자기만의 안식처를 설정하여 그곳에서 편안히 누워 있는 것을 상상하는 것입니다. 가볍게 숨쉬기를 반복하면서 자기만의 안식처에서 편안히 누워 있으면서 행복했던 추억들을 소환해 봅니다. 구체적으로 기억해 내려 애쓰지는 말고, 그냥 행복했던 아련한 추억을 가볍게 느끼기만 하면 됩니다. 그와 함께 가벼운 복식호흡에 열중하다 보면 어느새 아침에 잠 깨는 것을 경험하게 될 것입니다.

07 맨발 걷기 : 항산화 효과 주목!

맨발 걷기의 효능에 대해 SNS마다 언급하고, 지자체마다 맨발 걷기 코스를 조성하는 등 맨발 걷기 열풍이 아주 뜨겁습니다. 맨발 걷기는 다양한 기전으로 좋은 영향을 미칩니다.

맨발 걷기는 그냥 신발을 신고 하는 운동보다 두 배의 효과가 있습니다. 인간의 발은 맨발로 활동하는 것에 맞게 발달했고, 맨발 걷기를 하면 발의 구조와 감각신경이 잘 발달한다고 알려져 있습니다.

맨발 걷기는 지구의 기운, 즉 음이온을 받아서 활성산소를 중화시켜 주기 때문에 항산화 효과를 얻을 수 있습니다.

발바닥의 움푹한 부분, 즉 발바닥 아치를 흙이 받쳐줘서 생리적인 형태를 유지해 주므로 발의 건강에 유익합니다.

발바닥에는 우리 몸 전신으로 가는 경혈점들이 모여 있으므로 맨발 걷기를 통해 발바닥의 지압 효과로 전신을 자극하는 효과를 얻을 수 있습니다.

맨발 걷기의 효능은 ① 염증을 낮춰주고 ② 심혈관 건강을 증진하고 ③ 만성 통증에 도움이 되고 ④ 편안한 숙면을 돕고 ⑤ 발이 튼튼해지고 ⑥ 비타민 D 생성량이 증가하고 ⑦ 시력을 향상시켜 주고 ⑧ 신경계를 조절하고 ⑨ 면역력을 높여주고 ⑩ 활성산소를 감소시켜 줍니다.

그렇다면 맨발 걷기를 얼마나 자주, 얼마나 오랫동안 해야 할까요? 매일 하는 것이 좋고, 하루에 한 시간 이상 하실 것을 추천합니다. 맨발 걷기를 하기 좋은 장소는 숲속 오솔길이 가장 좋지만, 학교 운동장이나 어린이 놀이터도 괜찮습니다. 바닷가 젖은 모래사장에서 하면 더욱 좋지만, 깨진 유리 조각이나 발을 다치게 할 위험 요소가 많으므로 주의해야 합니다.

지구와의 접지, 즉 어싱에만 초점을 두면 맨발 걷기 대신에 어싱 신발이나 어싱 용품에 관심을 두기 쉬운데, 맨발 걷기는 어싱 효과 외에 걷기 운동의 효과도 중요하기 때문에 맨발 걷기를 직접 하시길 권유합니다.

지구의 기운, 즉 음이온을 얻기 위해서는 지구의 기운을 효과적으로 받을 수 있는 재질이어야 합니다. 흙은 음이온 전달이 잘 되고, 특히 황톳길이 더욱 좋은 것으로 알려져 있습니다. 바닥에 습기가 있으면 전기 전달이 잘 되므로 비 온 뒤나 바닷물에 젖은 해변을 걸으면 더욱 효과적입니다.

흙이나 잔디 위를 맨발로 걸을 때 깨진 유리 조각이나 못과 같은 날카로운 물체에 찔리거나, 땅속의 벌레에게 물리거나, 발바닥에 아물지 않은 상처가 있다면 세균 감염이 될 수 있으므로 주의해야 합니다. 따라서 걷는 동안 동물의 배설물을 밟거나 깨진 유리 조각, 못 같은 날카로운 물체에 찔리지 않도록 주의해야 하고, 파상풍 예방접종을 미리 해둘 것을 권유합니다.

맨발로 장시간 걸으면 티눈이나 굳은살이 생길 수 있으므로 운동 후 발을 깨끗이 씻고, 보습을 철저하게 해주고, 굳은살은 깎아내 줘야 합니다.

무릎이나 발목 관절이 좋지 않은 사람은 평평한 곳을 걷는 것이 좋습니다. 맨발 걷기는 자연 흙이기 때문에 바닥이 고르지 않아서 관절에 부담이 될 수 있으므로 주의해야 하겠지만, 무리만 하지 않는다면 맨발 걷기를 통해 관절이 튼튼해질 수 있으므로 득실을 잘 따져서 선택하는 지혜가 필요합니다.

08 풍욕 : 피부를 통한 해독요법

풍욕은 말 그대로 바람 목욕입니다. 옷을 완전히 벗어 나체 상태로 바람을 쐬어 피부의 호흡작용을 촉진하여 일산화탄소 등의 노폐물을 해독시키는 요법입니다. 이때 주의할 사항은 그냥 바람만 계속 쐬게 되면 모공이 수축하여 피부의 호흡작용이 일어나지 않게 되므로 이불을 덮었다 벗기를 반복하여 모공이 열린 상태를 유지하는 것이 중요합니다.

니시의학에서는 풍욕을 정해진 시간에 따라 이불을 벗었다 덮었다 할 수 있도록 특별히 제작된 풍욕방송을 활용하도록 하고 있습니다. 유튜브를 검색해 보면 몇 가지가 있으니 활용하면 되지만, 필자가 제작한 동영상이 자세도 잘 설명하고 있으니 활용하시길 강력히 추천합니다.

풍욕방송을 보면 옷을 완전히 벗고 이불을 덮고 기다리다가 일정 시간에 이불을 벗었다가 일정 시간에 다시 덮도록 지시하는 것을 알 수 있습니다. 이런 식으로 이불을 벗었다 덮었다 하기를 11회 반복하여 총 시간이 30분 걸립니다. 이렇게 한 것을 1회 하였다고 하는데, 풍욕과 풍욕 사이의 간격을 한 시간 두면, 한 시간 반마다 1회씩 풍욕을 할 수 있게 됩니다. 하루 24시간 중 수면 시간 7시간을 빼면 17시간이 되는데, 17을 1.5로 나누면 11회가 됩니다. 즉 수면 시간을 제외하고 온종일 풍욕을 한다면 11회를 할 수 있다는 말입니다. 실제로 니시의학 클리닉에서는 매일 11회를 하도록 권유하고 있으며, 11회를 매일 시행할 경우 예후가 매우 좋음을 알 수 있습니다. 여러분들도 좋은 예후를 기대하고 싶다면 매일 11회까지는 아니더라도 최소 6회 이상 풍욕을 하시길 권유합니다.

풍욕 중 행하는 니시운동들은 오장육부의 기능을 강화하는 운동들입니다. 여태껏 우리는 사지의 기능이나 심폐 기능을 올리는 운동만 해왔지만, 풍욕을 통해서 장기의 기능을 향상하면 암 치료에 큰 도움이 됩니다.

* Youtube 〈의사 김진목과 함께하는 풍욕 영상〉 참고

09 근육운동 : 암 환자의 사망률 감소에 도움!

암 환자에게 근육운동은 '양날의 검'과 같습니다. 암 환우는 근섬유의 회복이 더디므로 근육운동의 효과는 없고 염증만 더 심해질 수도 있기 때문입니다. 과도한 근육운동 후 근육 손상과 회복에 관여하는 성장 촉진 인자들(VEGF, EGF, IGF-1, TGF-1 등)이 암의 성장에 도움을 줄 수도 있습니다.

그렇다면 암 환자는 근육운동을 안 해야 할까요? 그렇지는 않습니다. 적당한 근육운동은 근육 성장, 유지에 도움을 주고 암 환자의 사망률 감소에 도움을 준다는 연구가 많습니다. 따라서 과도하지 않은 수준으로 근육운동을 할 필요가 있습니다. 근육 생성과 유지 과정에서 필연적으로 발생하는 근섬유의 손상, 회복 과정에서 나타날 수 있는 문제에 잘 대처해야 한다는 의미입니다.

헬스장에 가지 않고도 어디에서나 손쉽게 할 수 있는 근육운동으로 스쿼트, 런지, 플랭크, 팔굽혀펴기가 있습니다.

스쿼트는 우리 몸에서 가장 큰 근육인 대퇴사두근을 키우는 운동이라서 노력 대비 근육량을 가장 많이 늘릴 수 있는 가성비 좋은 근육운동이기 때문에 다른 근육운동은 하지 않더라도 스쿼트만은 꼭 해야 합니다.

하지만 무릎에 이상이 있는 사람들에게는 무리가 되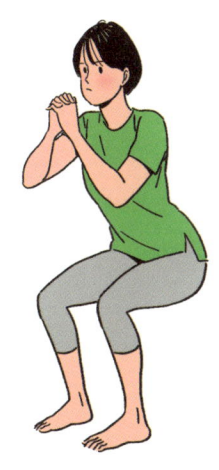
므로 발을 양쪽으로 넓게 벌려서 스쿼트를 하는 '와이
드 스쿼트'나 벽에 등을 대고 제자리에 앉아서 버티는
방법으로 무릎에 부담을 주지 않고도 단련할 수 있습
니다.

런지는 펜싱에서 검을 찌를 때의 자세처럼 앞발은
직각으로 굽히고 뒷발은 바닥에 닿을 정도로 무릎
을 내리는 동작으로 대퇴사두근 단련에 큰 도움이
되는데, 실제로 해보면 앞다리가 아니라 뒷다리의
대퇴사두근에 강력한 자극이 온다는 걸 알게 될 것입니다.

플랭크는 팔꿈치와 전완근만 바닥에 대고 엎드려서 몸을 지탱하는
동작인데 코어근육, 어깨근육, 등근육을 고르게 단련할 수 있는 동작입
니다. 처음에는 30초 버티기도 힘들겠지만 점차 시간을 늘려서 1분 이
상 하는 것을 목표로 합니다.

팔굽혀펴기는 누구나 잘 아는 운동으로 대흉근, 삼각근, 상완근을 키
우는 운동이고, 엎드려서 하므로 코어근육을 단련하는 효과도 얻을 수
있습니다.

근육은 '힘든' 근육 단련 운동과 함께 단백질을 보충해야 근육이 커집
니다. 여성들은 아주 가벼운 아령을 들고 팔 운동을 하는 걸 자주 목격
하게 되는데, 근육을 키우는 것이 목적이라면 본인이 들 수 있는 최고
중량의 70~80%에 해당되는 무거운 아령을 들고 해야 합니다. 스쿼트,
런지, 플랭크, 푸쉬업을 할 때에도 근육이 터질 듯한 고통을 느낄 정도
의 강도로 운동을 해야 근육이 붙게 됩니다.

근육이 붙는 원리는 근섬유가 손상받은 후 회복되는 과정에서 근육

이 강화되기 때문입니다.

광고에 근육 강화를 위해서 단백질을 많이 섭취하라고 하는데, 근육 운동 없이 단백질을 섭취하면 살만 찔 확률이 더 높고, 살이 찌지 않더라도 근육 강화에는 쓰이지 않고 모두 간과 신장을 통해 배설해야 하기 때문에 간과 신장을 혹사시키기만 할 뿐이라는 사실을 잘 이해해야 합니다.

그리고 여성들 중에는 운동을 하면 울퉁불퉁 근육이 드러나는 것이 아닌가 걱정하는 사람도 있는데, 헬스대회에 나온 여성들은 스테로이드 호르몬주사를 맞아서 그렇게 된 것이고, 정상적인 여성은 피하지방이 많고 근육은 지방 아래에 숨어 있기 때문에 절대로 밖으로 드러나지 않습니다. 오히려 근육운동으로 불필요한 지방이 빠져서 몸매가 살아나는 기쁨을 만끽할 수 있습니다.

10 환경 관리 : 자연친화적인 제품 추천!

환경이라고 하면 생활하는 주거지나 회사 주변의 환경만 생각하기 쉬운데, 우리가 먹는 음식, 마시는 물과 공기, 매일 아침·저녁 우리의 피부와 접하는 비누, 치약, 샴푸, 린스, 화장품 등의 위생용품과 속옷이나 패드 등도 포함됩니다. 이들 생활용품에는 화학 성분들이 아주 많이 함유되어 있는데 이들이 피부를 통해 끊임없이 체내로 침투하여 호르몬 대사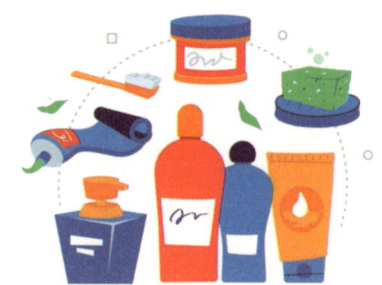

의 장애를 초래하는 환경호르몬으로 작용하면서 암을 비롯해 여러 가지 질병을 일으킵니다.

우리나라에서 생산되는 모든 공산품은 좋든 나쁘든 그 성분을 정확하게 명기하도록 법으로 정해져 있으므로 조금만 수고하면 스마트폰을 통해서 그 성분들을 확인할 수 있습니다. 생활용품도 되도록 자연친화적인 성분으로 제조된 제품을 사용하도록 해야 합니다.

진행암 완치 전략을 종합하면

- 표준치료를 기본으로 통합 암치료를 병행하여야 하고,
- 항암치료 중에는 가리지 말고 잘 먹고,
- 항암치료가 종결된 후에는 통곡자연식물식을 해야 하고,
- 고주파 온열치료와 고압 산소치료를 꾸준히 받아야 하며,
- 마음 관리와 수면 관리가 매우 중요하고,
- 유산소운동과 함께 근육운동도 해야 하며,
- 맨발 걷기를 실천하면 좋겠고,
- 풍욕도 하루 6회 이상 실천하며,
- 자연친화적 소재의 위생용품을 사용하는 환경 관리가 필요한 것으로 요약할 수 있습니다.

어려운 것은 없지만 꾸준히 실천해야 하는 것이 중요하고, 이렇게 실천하면 암의 완치는 물론 성인이 되면서 겪을 수 있는 각종 질환도 모두 예방 및 관리할 수 있게 된다는 것을 강조하고 싶습니다.

암 생존율 높이는
통합 암치료 제대로 활용법

김진목 지음

1판 1쇄 인쇄 | 2026년 3월 25일
1판 1쇄 발행 | 2026년 4월 10일

발행처 | 건강다이제스트사
발행인 | 이정숙

출판등록 | 1996. 9. 9
등록번호 | 03 - 935호
주소 | 서울특별시 용산구 효창원로70길46(효창동, 대신빌딩 3층) 우편번호 04317
TEL | (02)702-6333 FAX | (02)702-6334

정가 10,000원

ISBN 979-11-87415-51-0 13510